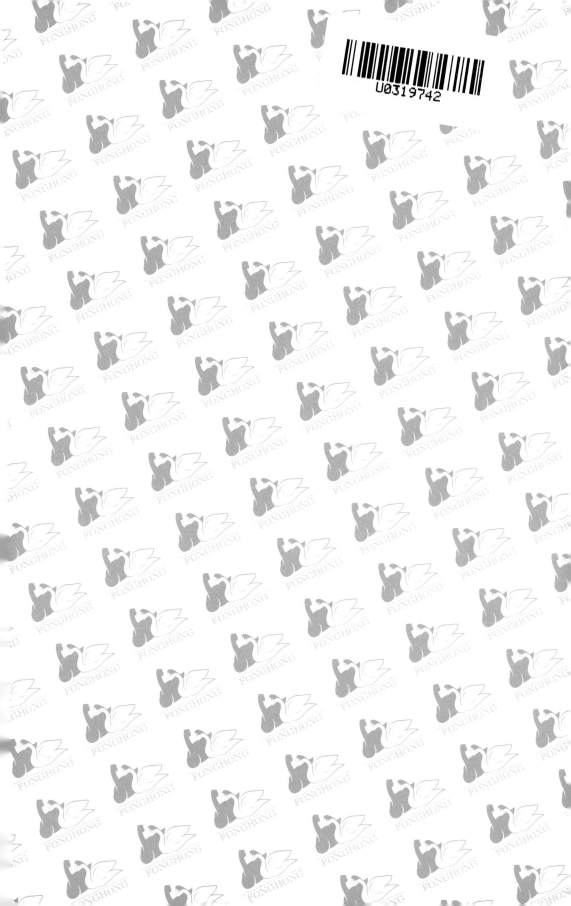

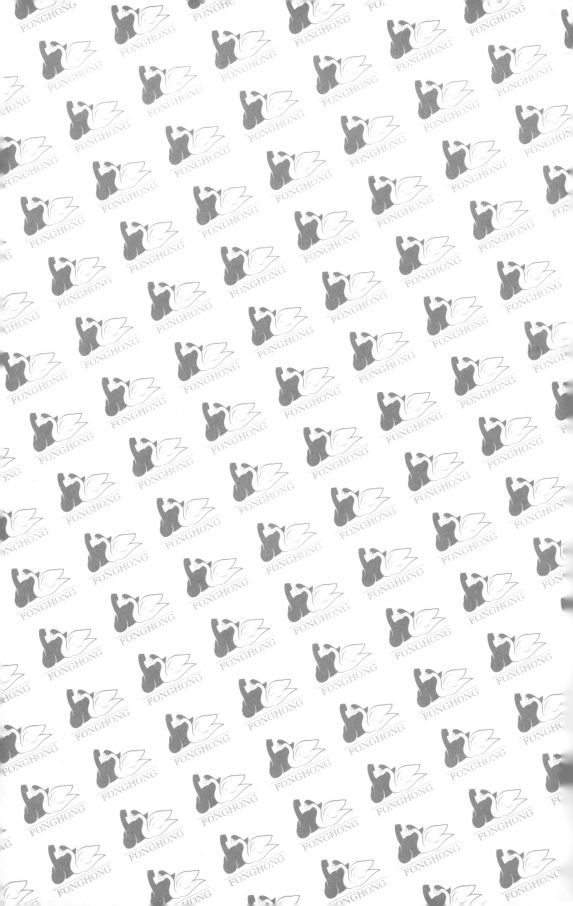

怀得上，生得下

一个妇产科名家的好孕指南

叶敦敏 著

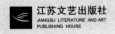

江苏文艺出版社
JIANGSU LITERATURE AND ART
PUBLISHING HOUSE

图书在版编目（CIP）数据

怀得上，生得下 / 叶敦敏著. —南京：江苏文艺
出版社，2013.8（2018.4重印）
ISBN 978-7-5399-6492-8

Ⅰ.①怀… Ⅱ.①叶… Ⅲ.①妊娠期－妇幼保健－基
本知识②分娩－基本知识 Ⅳ.①R715.3②R714.3

中国版本图书馆CIP数据核字(2013)第185178号

书　　名	怀得上，生得下
著　　者	叶敦敏
责任编辑	郝　鹏　孙金荣
特约编辑	曹红凯
文字校对	陈晓丹
封面设计	门乃婷工作室
出版发行	凤凰出版传媒股份有限公司
	江苏文艺出版社
出版社地址	南京市中央路165号，邮编：210009
出版社网址	http://www.jswenyi.com
经　　销	凤凰出版传媒股份有限公司
印　　刷	三河市金元印装有限公司
开　　本	700毫米×1000毫米　1/16
印　　张	16
字　　数	200千字
版　　次	2013年8月第1版　2018年4月第15次印刷
标准书号	ISBN 978-7-5399-6492-8
定　　价	35.00元

（江苏文艺版图书凡印刷、装订错误可随时向承印厂调换）

目 录
CONTENTS

序　愿你一生如花 / 001

楔子 / 001

第一章
你也可以拥有好孕气

01
子宫卵巢输卵管，一个"硬件"也不能少 / 006

孕前检查，到底需不需要做？ / 007

播种之前先看看菜地够肥沃么 / 011

即使你老婆原来怀过，也不能证明你现在没问题 / 013

卵子，用一粒就少一粒！ / 017

根本没有无创人流这回事 / 020

02
放松心情"好孕"才会降临 / 024

不明来历的生仔方，不要命就去喝！ / 025

女性内分泌需要的是平衡而不是数值 / 030

ABO 溶血不是洪水猛兽 / 034

一定要让家人明了你的治疗方案 / 037

第 二 章

**开启一段轻松的
备孕之旅**

01

别给性戴上枷锁 / 042

当同房变成"例行公务"时要小心了 / 042

试纸弱阳不等于没机会 / 048

卵泡的大小只表明卵子住的是经适房还是豪华别墅 / 051

集中兵力连续作战只会导致放空枪 / 056

AA 体位问题是最大的忽悠 / 059

02

安胎首先是安心 / 065

孕酮与 HCG 数值里的玄机 / 066

即使保胎没成功,至少不会事后后悔 / 070

排除宫外孕后才算真正的好孕 / 075

第 三 章

**打赢这场妇科疾病的
遭遇战**

01

有些阴道炎纯粹是被治出来的 / 086

白带 3 度没什么大不了 / 086

为支原体平反 / 090

妇科炎症中,真正需要用抗生素治疗的不到 10% / 092

02

别再拿"宫颈有问题生不了孩子"吓唬人 / 099

那些还在说"宫颈糜烂"的医生趁早改行吧 / 100

根本没有神马"宫颈修复术" / 106

每年 300 元让你一辈子远离宫颈癌 / 108

03

摊上个不安分的"大姨妈"怎么办 / 118

某些病人认为无关紧要的问题对医生确诊很重要 / 118

服用性激素药物要严格执行医嘱 / 122

内膜病理报告中的子丑寅卯 / 129

有时治病就是一场赌博 / 137

04

做漂亮女人，从关爱卵巢开始 / 144

很多所谓的卵巢保养都是扯蛋 / 144

卵巢衰竭，山穷水尽 / 148

当医生也放弃你的时候，请你不要放弃自己 / 150

05

子宫肌瘤也不全是坏孩子 / 155

中医根本没有秘方这回事 / 155

长时间避孕有必要吗？ / 158

肌瘤长在哪里比肌瘤大小更重要 / 162

微创手术也可能造成腹内重创！ / 167

让肌瘤与胎儿和平共处 / 171

第四章
制服"生殖杀手"
更需医患联合

01

95％以上的宫外孕都与输卵管炎症有关 / 178

谁说没人流过就不能得输卵管炎？ / 179

输卵管通水没那么简单 / 183

在生育问题上，并非只有手术这一条路 / 185

发生宫外孕一定要就近就医！ / 189

02

别让多囊成为你多出来的包袱 / 193

预防多囊要从青春期开始 / 193

卵巢"多囊样改变"不一定就是多囊卵巢综合征 / 197

原来是雄激素水平太高惹的祸！ / 203

卵巢打孔要适可而止 / 207

过度刺激卵巢后果很严重 / 213

03

有一种病真正让人痛不欲生 / 220

巧克力囊肿与巧克力没有半毛钱关系！ / 220

有痛不一定就是内异，没痛也可能是内异 / 226

内异复发与怀孕的博弈 / 232

一次试管失败相当于提前衰老 2 年 / 235

内异的分级高低与怀孕难易没关系 / 240

后记 / 246

愿你一生如花

女性，原本一生如花！

花，可以绽放在春光明媚的春天，可以绽放在炎炎如火的夏日，也可以绽放在静寂肃杀的秋晨，还可以绽放在寒风刺骨的冬季！

女性一生，经历了经带孕产乳的奇妙生理过程，幸运的是，大多数女性可以平安顺利地渡过这一关又一关的考验，最终过上幸福的生活。但是，还有一部分女性，却在这一关又一关面前历经艰辛，饱受风霜，或许最终也能实现心中的愿望，但是回头看看走过的铺满荆棘之路，都会感叹人生之不易，感叹生命之可贵，感叹人间之真情与冷暖。

鲜花也会饱受风雨！

对于很多女性来说，幸福的生活可以很简单，有一个健康的身体，有一个相亲相爱的老公，再加上一个健康可爱的宝宝。但即便只是这样简单的愿望，有时也成了奢望。月经病、子宫肌瘤不时前来骚扰；宫颈癌、卵巢癌也环伺在侧虎视眈眈；更可怕的是，越来越多的女性惊恐地发现：生孩子似乎也不再是顺理成章的事了。俗话说，不孝有三，无后为大，不能生育给很多女性造成了巨大的心理压力，有时这种压力甚至比病痛带给人的身体痛苦更加令人无法承受。

不可否认，当今各种不良综合因素，包括环境污染、工作压力巨大、人们结婚生育年龄偏大，都会使人们的健康水平下降，生育难度增加，对于广大女性而言，除了外部因素，女性自身的生理功能和解剖结构注定了她们更容易出现疾病，更容易出现生殖健康问题，而问题一旦出现，她们也将走上比男性更艰难的求医之路。

作为一名妇产科医生，我见过太多行走在漫漫求医路上的女性，深刻了解她们所经历的身心痛苦，也不无遗憾地发现，很多女性对于生殖健康、日常保健的知识知之甚少，不是她们不想知道，实在是无处得知。学校、家庭甚至个别医生都无法向她们提供正确的健康知识，致使她们要么听信了毫无科学依据的道听途说，要么从网上获取了一大堆真假难辨的医学知识，对自己的健康不但无益，甚至有害。

正因如此，身为医生，我觉得我有责任将正确的预防、保健、诊疗知识告诉大家：健康的女性应如何看待各种各样的保健问题？患有妇科疾病的女性哪些检查必须做，哪些检查纯粹是浪费钱？求子心切的女性如何才能避免在治疗过程中受到忽悠和欺骗？一旦真的患上"不孕症"，应该选择手术还是保守治疗，是选择自然怀孕还是去做试管婴儿？

本书力求把你知道的、不知道的、想知道的、应该知道的知识进行全面剖析，书里的故事都来源于真实事件，但是人名全为虚构，如有雷同，纯属巧合。

此书适合任何成年女性阅读，更适合存在生殖问题的男男女女阅读，也适合出道不久的专科医生阅读和思考。

当然，医学的观念和诊治方法存在很多争论，书中涉及医学的观点，纯属笔者个人20多年的临床心得体会，仅供参考。

经历风雨之后的鲜花，将更加鲜艳并充满活力！

楔 子
WEDGE

作为一位工作了 20 余年的妇产科大夫，为人之夫、为人之父，太太在我心中，最美的时候并非当年青春热恋之时，而是在她怀着我的小宝贝、身材略为臃肿却散发着生命之美那刻！如今我家的小姑娘也已经长大，最美的一刻是小时候她依偎着妈妈，小嘴巴吸着奶、小眼睛眨呀眨地盯着微笑着的妈妈那刻。而我，这一生最美、最 man 的时刻是我哼着跑调的歌儿，手臂抱着宝宝、手掌拍着她的小屁屁、另一手拿着奶瓶毫无章法地塞进宝宝嘴里的那刻！

虽然我是一位妇产科医生，太太是一位护士，本来应该很自然地对待生育问题，但正是因为自己懂点东西，反而闹出了一些可笑的事情，现在回想起来，还真的有趣啊。

那一年我已经 31 岁，太太 28 岁了，正赶上人类生育最佳年龄的末班车，既然要宝宝了，我打算充分发挥我的专业知识，好好地准备准备。

第一个月，兴致勃勃，可是太太却感冒了，想着身体条件不佳，就放弃了。

第二个月，继续兴致勃勃地创造条件，让太太每天早上测基础体温，算好时间开战。结果，太太的亲戚大姨妈（月经）还是按时前来拜访。

第三个月，继续测体温，寻找开战的时间，还是保持兴致，但已经不再勃勃了。等到体温改变那天，我俩全都是夜班（那时年轻还要值一线班），那叫一个累啊，当然开战不了。因为作为妇科医生我知道：勉强开战有损于健康。

大姨妈继续按时到来，太太说："你啊，自己一个妇科医生，还这么麻烦干啥，我不测体温了，搞得紧张兮兮的。"

第四个月，我俩突然感到有点郁闷，也失去了前两个月的兴致，我对太太说："算了算了，别测了，咱们别用套套就行了，管他哪天排卵不排卵。"

嘿嘿，这个月，恢复没要孩子前的状态，终于中了！我家的小姑娘因此来到了这个美丽的世界。

我们还有不少同事，也都与我有一样的经历。本来夫妻同房是一件很自然的事，但是，一旦心里着急要宝宝，就会把自然变成不自然，反而适得其反。朋友们，你也经历过这样的过程吗？

怀孕是女方的卵子与男方精子结合的过程，这个过程就是生命的起源，具体来说是一段美妙旅程中发生的美妙故事，充满着神奇、机会和竞争。

正常成年女性每个周期都会有 1 个卵子发育成熟，卵巢排出正常的卵子，像一个羞答答的待字闺中的青春姑娘，不由自主地被输卵管的伞部抓住后，就静悄悄地躲在输卵管期盼着另一半的自动上门。

夫妻性交后，男方排在女性阴道里的数千万个精子立即展开激烈的越野耐力比赛，经过宫颈第一关，剩下数百条种子选手进入子宫，在经过子宫输卵管这两关后，剩下最后冲刺的几条好汉，最后冲过终点线的那一条成了唯一的幸运儿，得以与美丽的卵子姑娘结合在一起，形成了受精卵。可以说，这时已经是新生命的开始。

受精卵再沿着回程从输卵管来到新生命的家——子宫，找到合适的位置后就落地生根，新的生命就静静地发育长大，最后瓜熟蒂落，可爱的小天使降临人间。

所以，生命的来源竟然是一段美丽并充满活力的爱情故事。

在这里面，双方的健康种子（卵子和精子）是最基本的条件，顺畅干净的女性生殖道是必要的运输途径，输卵管的功能是决定能否受精的首要因素，正常的子宫环境是孕育胚胎和胎儿的保障温箱。

怀孕，看似一个人类最为简单的任务，同时却是最为复杂神秘的系统工程，因为怀孕的过程充满着神秘莫测，蕴含着很多连目前的现代科技也无法解读的奥妙。

我们就先从解读人体这个复杂工作系统的硬件部分开始。

第一章

你也可以拥有好孕气

女性生殖内分泌的正常调节是要维持一个平衡状态，就像一架天平，两边平衡，只要在哪边即使加上 0.1g 的重量，立刻就会失去平衡而倾倒。所以，女性内分泌激素的调节追求的是平衡，而不是数值！

子宫卵巢输卵管，一个"硬件"也不能少

记得北京奥运会闭幕那天上午 11 点左右，我前往医院南楼办事，经过医院门口驳接地铁的小巴车站时，一位美丽的姑娘突然从侧面把我紧紧抱住，我还没来得及反应，她竟然大声地说："叶哥，我爱死你了！"那时我可是穿着医院刚发的崭新的工作服（N 年才发一次），周围的人立刻拥上来，呵呵，看热闹是国人的喜好。我直冒冷汗，张开着双手，低头看看，原来，这位美丽的姑娘是阿梅，我的一位患者，我淡定了。

"阿梅，怎么了？放手呗。"

没想到阿梅抱得更紧，眼睛含着泪花说了一句让我立刻又不能淡定并同时心悸的话："叶哥，你终于把我肚子搞大了，我不放手！"

我无辜的眼神环绕周围，竟然发现周围发笑的人群中有个熟悉的哥们儿——阿梅的丈夫，也站着笑眯眯看着我。

我拼命用右手向他招手，赶快过来解救，可是这位哥们儿还真是站如松，

天啊，不会傻了吧？

1秒，2秒，3秒……5秒……10秒，阿梅终于放手了。我轻呼一口气，整理了一下工作服，没想到右侧肩膀竟然被阿梅的泪水洇湿了。

"喂，你还不过来，叶哥把我肚子搞大了，你还不过来谢谢叶哥？"阿梅又无厘头地冒出一句让我晕厥的话。

围观的人貌似突然增多了，还有2位护士妹妹捂着嘴巴瞄着我低头嘀咕着经过。明天，我又有新闻了，唉！

阿梅的丈夫走过来，这次让我彻底休克——他竟笑呵呵握着我的手说："叶哥，谢谢！昨晚验到中队长的（怀孕了用验孕棒验尿会出现2条红杠，称之为中队长），谢谢你把我太太肚子搞大了，谢谢！"

哎呀！哥们儿，搞大阿梅肚子是你俩的事，与我无关，最多我只是从旁协助而已！

遇上阿梅夫妇，彼此从陌生到相互信任相互理解，到最后终获成功，对我的医生生涯来说也是一段难忘的经历。

孕前检查，到底需不需要做？

一年前的一个夏夜，诊室外榕树上的蝉鸣声声，下午的门诊看到晚上9点终于结束，正和学生们说笑着准备熄灯下班，门外突然走进一对年轻的小夫妇，看年纪二十六七吧。

有点蓬头散发的外表掩盖不住女方的天生丽质，垂头丧气的表情下还是可以看到男方的帅气。

"叶大夫，能帮我们看看吗，我们从清远（广东的一个地级市）过来的，挂不到号，等了你一天了。"声音里听得出他们内心的期盼与着急。

"好吧，请坐。"我虽然有些疲倦，但还是尽量保持平静。

女方坐了下来，那位哥们儿站在她身后，这时我看到了一个小动作——他俩的手是牵着的！我叫了亚丽助手搬过一张凳子，"哥们儿，请你也坐下吧。"

"怎样，找我是为了……需要我帮助解决你们哪方面的问题？"

"叶大夫（那个时候还不敢叫我叶哥），我俩恋爱 5 年，结婚 2 年，一直怀不上，虽然感情非常深厚，但是如果没有孩子只能离婚，帮帮我们吧。"

2 年，就想到离婚？看他俩的表现还挺恩爱的嘛。

"叶大夫，我老公是独子，家里着急啊，我也能理解家婆心情。"

唉！还没问病史呢，就先弄个家庭问题出来。看来应该比较严重了。

"别急别急，我问一下情况，看看等会儿能否给你们一个建议。"

妇科病史：经带胎产询问中……

"结婚 2 年了你们都是住一起呢，还是经常两地分居啊，阿梅？"看过就诊本，我知道她姓名了。现代的生活工作方式复杂多变，婚后两地分居的很多，因此首先需要了解这个情况。

"叶大夫，我们婚前就住一起了，偶然因为工作出差短时间分开。"挺爽快的回答。

"有做过孕前检查吗？"

"没有啊，不过我们做过全身体检的，都没事。"

普通的健康体检并非等于针对生育的优生检查。影响生育的因素筛查不可能作为孕前的常规检查，除非达到医学上的生殖障碍，才需要做全面的相关检查去寻找原因。

但是，婚前的检查是必要的，这既包括了普通的健康检查，还要包括某些常见的先天遗传疾病（比如地中海贫血）排除检查，传染病、性病检查，先天生殖器官发育不良检查。有不少人因为过度重视孕前检查，结果是花了不少钱做了一大堆与生育无关的各种检查，也有些人又会"激进"地做一些时髦深奥的与生育有关的检查，例如免疫相关抗体、输卵管方面的检查等，这些检查对于没有达到生育障碍程度的人来说没有任何意义，并且部分检查是有创检查，甚至会引发一些可能影响生育的并发症。所以，对于年轻夫妇，平时身体健康，婚检正常，有生育要求时放松试孕就可以了，不用纠结要不要所谓的孕前检查。

"好，等会儿我看看这些检查单。那你俩夫妻同房都正常吧？"这个问题临床医生有时会忽略，但是在生育上，夫妻同房问题是很关键的因素。

"我们都正常，没啥事。"阿梅嘴里回答我，头却转向站在背后的丈夫。

"你从来没怀过吧，阿梅？"

阿梅犹豫了一会儿，眼光闪过一丝忧郁，是否我的话触动她伤心之处了？

"恋爱时我们避孕失败，有过 2 次，刮宫了。"阿梅的丈夫有点不好意思，低着头，但还是比较大方地说了出来。

我出于职业习惯，问："你们用什么方法避孕？"

"吃紧急避孕药，一年用过几次吧，好像。"

唉！我内心感叹，我们的医学科普缺失啊。

"那你现在月经情况怎样？"

"从第二次刮宫后就越来越少，但是每个月还会来一点，基本用护垫就可以了，但痛经比较厉害。"

"找过医生检查治疗过吗？"

"找过 3 家医院，做了很多检查和治疗，看，都在这儿呢。"

阿梅从挎包里拿出厚厚的一叠检查单。

我清点了一下与生育有关的一些检查：内分泌激素 4 次、支原体衣原体检查 3 次、通水 3 次、B 超 N 次、造影 1 次、宫腔镜检查 1 次、宫腔镜插管通液 1 次，还有其他一些可有可无的检查。

性激素检查目的是为了评估卵巢功能状态，客观了解卵子情况，应该列入正常女性人群常规体检项目，即使月经正常，也建议检查，这个是检查怀孕硬件的最为重要的一项。阿梅的前面 2 次性激素检查完全正常，后面 2 次检查提示有卵巢功能不好。

支原体衣原体检查目的是为了排除感染因素对生育的影响，但是目前把这个问题严重化！衣原体属于性传播疾病范围，需要检查和治疗，但是检查阳性率其实很低的，目前大量检查出阳性的是支原体！大量的事实证明，超过 30% 的正常成年女性的阴道分泌物中可以检测到支原体，可以认为支原体属于阴道正常菌群的一种，只有在一定的条件下才会形成疾病，也就是说，如果你没有任何不适，也没有证据证明你的生育问题与感染存在关系，对于支原体是不需要治疗的。阿梅第一次检查结果显示支原体阳性，接受了长达 2 个月的抗生素治疗，可是结果复查还是阳性！

通水是不孕不育中检查的传统手段，传统认为可以了解输卵管的情况，也同时有治疗的作用。但是过多的反复的输卵管通水其实并没有多大的好处，因为本身它属于有创伤性的检查，反而可能引发其他并发症——输卵管炎与子宫内膜异位症！还有，什么 B 超下通水、宫腔镜下通水（除非有别的原因需要宫腔镜检查）其实与普通的通水的结果是一样的，不同的是费用增加很多倍而已。通水的准确率只有不到 40%，个人认为如果确实已经达到不孕症的诊断，建议直接做一次输卵管造影检查，其准确率可达到 90%。阿梅做的三次通水和一次造影加一次宫腔镜下的通液，可能已经给她带来感染的并发症而影响到输卵管。

阿梅也做了很多次的 B 超检查，其实只有 2 次是必需的，一次是月经刚刚干净后，可以清楚地显示子宫内的情况，属于必做的检查；另一次是在排卵前，看看子宫内膜厚度，也属于必须做，其他的几次我认为不需要。

"叶大夫，怎么样？那些检查结果严重吗？"阿梅看到我皱着眉头一张张翻阅着，着急地问。

"是有些问题，我等会儿会一一给你解释的。你的治疗记录呢？"

阿梅再次拉开挎包拉链，拿出另一叠也一样厚厚的病历本。

病历本上除了记载上面的各种检查资料外，其他就是治疗了，我仔细一页一页地翻阅，最后得出一个结果，阿梅的治疗就是一种方案：促排卵治疗！

阿梅接受了促排卵 6 个周期，并且全都是用高效的针剂促排。其实，像阿梅原来那样，只要性激素正常、月经周期规律，就可以认可不存在排卵障碍问题，也就是说，对于正常备孕来说，完全不需要去促排卵治疗。过度的促排卵反而增加了损害卵巢的机会。

我仔细看了这些报告检查单，初步判断，阿梅怀不上的最大原因就是生育的硬件出问题了！

播种之前先看看菜地够肥沃么

有关子宫

子，就是生命；宫，就是宫殿，子宫就是孕育生命的宫殿，精子和卵子结合变成了受精卵后，经过 7 ~ 11 天的艰辛游走，找到子宫腔合适的部位就落地生根，这叫着床。以后 10 个月，小生命就在这里接受哺养，最后平安离开子宫，来到世界。没有良好的哺养环境，一方面难以着床，另一方面即使着床了，也容易受到各种不良因素的影响而导致小生命的宫内夭折或掉出来。那么，究竟怎样的子宫才能孕育胎儿呢？

子宫正常情况下像一个普通鸡蛋大小，形状如倒梨形，由几条韧带固定在腹腔的下部，因为韧带是有弹性的，所以正常的子宫在肚子里面不是不动的，也是会活动的。如果子宫先天发育不良或者形态畸形，就可能导致怀孕障碍。

子宫的结构从里到外分为黏膜层（就是我们常说的子宫内膜）、平滑肌层（长肌瘤的地方）、浆膜层（非常光滑，才能和肚子里面的肠子等器官相安无事，而不是混作一团）。子宫从没怀孕时的鸡蛋大小，到怀胎足月时已长到篮球大小，生下宝宝后很快又恢复到原来的样子，可以想象子宫的这些平滑肌组织具有多大的弹性，只要不是过于细小，任何子宫都完全可以适合宝宝在肚子里的发育长大。

成年女性大约 60% 子宫为前位，40% 左右为后位，前位后位都是正常的。现在有很多传言说，子宫后位难以怀孕，导致了多少要生育的人去纠结自己子宫的位置，甚至还闹出了很多欢乐的笑话。

作为怀孕的关键部位，子宫内膜层是最为重要的。这层特殊的柔软的组织，就像菜地上的肥沃泥土一样，如果受到破坏（比如刮伤、感染等），就会导致怀孕困难。很多年轻的姑娘因为不慎做了人流、药流之类，导致内膜的损伤，增加了以后怀孕的困难。

曾经，一位和今天的阿梅一样年轻的姑娘，成了我们医院妇科门诊手术室的常客，每个护士都认识她，因为她 2 年之内做了 4 次流产。尽管每次我们都叮嘱她要避孕避孕避孕，可她还是一次一次来做流产。在我们认为她应该明白了的时候，她又来到了医院——这次是来找我看不孕的。原来，第 4 次流产后她到了外地工作，又第 5 次怀孕了，这次采用药物流产，但是流不干净，不得已进行刮宫，从此竟然月经再也不来潮。检查证明宫腔严重粘连，内膜已经缺失。虽然我给她做了宫腔镜分离手术，术后中西药一起治疗，但是至今依然解决不了生育的问题，更遗憾的是，因为内膜的严重损伤，她连做试管婴儿的机会都没有了。唉！每当想起她，我就会不免感叹一番。

今天，我面前的阿梅所做的多次彩色 B 超检查提示：子宫内膜这块菜地非常地薄，原因就是阿梅之前的 2 次刮宫！难道阿梅也会像上面的姑娘一样？

有关输卵管

如果说卵巢是卵子产生和成熟的摇篮，子宫是呵护胚胎种植发育的温床，那么输卵管就是创造生命之通道。输卵管左右各有一条，分为四个部分：连着子宫的是间质部，然后依次是峡部、壶腹部、伞部。正常情况下，伞部是可以自由活动的，这样有助于在排卵期抓住卵子，送到壶腹部与刚好到达那里的精子相会。如果管子哪个地方堵塞了或者伞部变形了，或者伞部没有出口形成一个口袋状，就难以抓住卵子，导致不孕。如果管子内部因为炎症等出现不太通畅，导致受精卵走得磕磕绊绊，不能按时到达子宫内，就会造成宫外孕。

10 年前，我给一位 26 岁的女性在 3 年内做了 4 次同样的手术——宫外孕手术，病因都是一次流产后引起的慢性感染！后来又避孕失败，唉！第 4 次手术时只能把剩下的已经残废的右侧输卵管切除，那一年，她还没结婚！最后一次手术更是让我感叹无奈与无力——她以后唯一的生育机会只有借助于试管了。现实就是如此残酷。

几次输卵管通水和后来的造影结果，证实阿梅的两条关系到生命诞生的管道堵住了！虽然宫腔镜下插管通水结果证明通了，但严重通而不畅，即使怀孕了，宫外孕的可能性也很大。

即使你老婆原来怀过，也不能证明你现在没问题

翻阅完阿梅的各种检查和病历资料，我深呼一口气。阿梅走的路和很多类似的女性一样，我不免感叹。

"叶大夫，我们究竟是因为什么问题怀不上啊？"看到我深思的表情，阿梅的丈夫着急地说，看得出这位哥们儿内心非常着急。两个感情深厚的年轻人，遇上这个可能影响他俩以后人生的问题，可以理解。我感觉到他拉着阿梅的手握得更紧了。

我并没有直接回答他，因为提供的检查报告中没有男方的任何一张检查报告！

"哥们儿，你太太做了这么多检查，你的呢？"我一脸严肃地问他。

"我没事的，之前2次怀孕也是我干的！"哇噻，这位哥们儿还真的爽快。

"哥们儿，一个女人啊，再如何正常也是不可能一个人就能怀孕的，怀孕是两个人的事情啊。你以前能让阿梅怀孕，并不能证明你现在可以啊，并且你的检查情况将决定你们接下来的治疗选择。"我平静地对他说。

"反正看完你们今晚也回不了家了，我不妨和你们多聊几句，如何？"

我看到他俩目瞪口呆，又问："干吗？有何不妥吗？"

"没有、没有，叶大夫，您就说吧。"

"其实，和你们有一样想法的人很多，都认为女方已经查出问题了，肯定是女方的事情。如果因此就开始治疗，最后发现男方也有严重问题，那么女方之前的所有治疗全都是付之东流了。我不妨讲个我的亲身经历给你们听吧。

"11年前，一位女性5年不孕，检查输卵管堵塞，问过男方说检查过的，但没有提供资料，我按照常规给女方做了手术，手术顺利做完，术后也继续中药治疗，但是术后很久一直没有怀孕，我要求男方重新检查，结果让我吃惊不已：他的精液分析简直是'一片荒凉'，根本就没有精子！男方是无精子症！难道这几个月来男方突然出现了什么严重问题？

"看到这个结果，首先我自己内疚啊，要是我坚持术前让对方提供男方的检查报告，那么我就不会决定给她做手术。这位姑娘白花了钱受了苦，而我的努力也付之东流，根本就不可能怀孕啊！从此以后，只要是找我看病的，我首先要求男方需要先做检查。

"为了确定男方是不是最近才出现问题的，我要求提供术前的男方资料，他们终于实话实说了，男方没有查！虽然他欺骗了医生，但是我认为这是因为知识的缺乏导致，并非出于他们的本意，可以理解，因为在他们眼里，管子堵了就是原因，根本没想到男方的问题更加严重。

"面对这样的结果，这位女性泪如泉涌，男方也眼睛湿润了，这位兄台也还算够哥们儿，竟然当面和老婆说：老婆，对不起！

"他也难受地对我说：叶医生，对不起！

"我没说啥，只是拍拍他肩膀，无论如何，我还是要给他们进一步治疗建议的。"

我说到这儿，突然说不下去了，因为我眼前闪过了那对夫妇的身影。

"叶大夫，他们后来怎样了，您给他们什么建议了吗？"阿梅看到我沉默，急忙问。

"后来啊，男科检查结果是男方输精管堵塞，在男科做了疏通手术，夫妻俩接着接受了我们长达1年的中药治疗，最后嘛……"

"最后怎样？"站在阿梅后面的哥们儿突然打断我的话。

"呵呵，最后老天眷顾，他们终于圆梦！"

"哇！真好！何时轮到我们啊？"这次是阿梅抢着说。

我微笑回答她："呵呵呵，希望会有这一天的。"

在第九诊室，经常能听到类似于阿梅和她老公的声音："医生，我都怀孕了，只是我怀到子宫外面了，为什么还要我老公去查？""医生，我都怀孕了，只是我流产了，为什么还要我老公去查？"

我们时常说，宝宝是夫妻爱情的结晶。要孕育一个健康的宝宝，可不是妈妈一个人的事，宝宝的一半基因来自爸爸，一半基因来自妈妈。只有爸爸的精子足够健壮，才能够穿越重重障碍，在输卵管中与妈妈的卵子相遇、结合，然后再经过输卵管的漫漫长路，回到宫腔扎根，完成这个既需要爆发力又需要耐力的马拉松。

如果老公的精液质量不好、精子不够强壮，会导致受精卵无力走完输卵管到宫腔的漫漫长路，而停留在输卵管中，造成宫外孕；或者即使勉强走完艰辛的道路来到了肥沃的内膜这块土壤，也会导致无法落地生根，造成流产。

"阿梅，哥们儿，男方的检查太重要了！其实这个检查做起来很简单的。"

"叶大夫，那你能帮我检查吗，要做什么检查？"阿梅的老公开始有点急了。

"到男科挂个号，找大夫开张精液分析的检查单就可以去查了，顺便说一下，你的检查过程毫无痛苦可言，甚至……呵呵呵，还是不说吧，反正你太太的检查比你受罪多了。"我有点神秘地对他说。

男人啊，虽然查个精子没啥痛苦，但是有时还真的比登天还难，我感觉多数是碍于面子问题。亲爱的哥们儿兄弟，要想有一个健康可爱的宝宝，哥们儿一定要努力配合才是正道啊！

爱老婆有很多表现，我认为，小两口想要孩子时，男人大大方方地去验精，也应该列入爱老婆的行为。

"强，明早就去验，记住了？"阿梅转过头说，原来这哥们儿叫阿强。

"呵呵，别急，验精的时间应该是同房排精后 3 ~ 7 天内，结果比较客观，合适就去，不合适就另找时间吧，也不急于一时。"我微笑着说。

我看到他俩有些不好意思，肯定明天不是合适的检查时间，医生面前，秘密便不再是秘密。

"叶大夫，那我的月经情况那么少，是不是要绝经了？"阿梅又开始关心自己的问题了。

确实，她的性激素六项报告中：FSH 16 IU/L，超过正常很多，已经提示卵巢功能也出现问题了。

卵子，用一粒就少一粒！

如果说子宫和输卵管属于硬件中的内存显卡连接线之类，那么卵巢就属于最重要的 CPU 了！如果 CPU 出了问题，再好的其他配件也都是浮云。

卵巢，一对孪生姐妹，在子宫左右各有一个，类似于扁椭圆形，成年女性每个卵巢大小大约为 4cm×3cm×1cm，别小看这姐妹俩，她们决定了女性一生的健康和生殖的方方面面。

姐妹俩的第一个作用就是：分泌女性性激素。女性全身的器官组织基本都受性激素的作用，女性的脸蛋嫩不嫩、皮肤光不光滑、身材 fit 不 fit、丰满不丰满……全看姐妹俩的心情。

姐妹俩的第二个作用就是：制造卵子，这可是生命的种子。

如果这姐妹俩出现问题，或者你干了一些让姐妹俩伤心的事情，她们肯定做出强烈的反应，你的麻烦就来了。

任何女性，一生中只有 300 ~ 400 个卵泡发育成熟并排卵，每排一个就少一个，没得补充。银行卡里的存款取出来后可以再继续往里存，但是卵巢不行，你拿出来了就不能再存回去了，所以，耗尽卵子是迟早的事情。任何人都无法去阻断这个过程，能做到的就是延缓消耗。这一点，也说明了当下时尚的卵巢保养问题是很忽悠人的。

有哪些事会影响卵巢这两姐妹呢？不良心情、郁闷的婚姻、各种流产、某些避孕措施、一些妇科手术、过度减肥、药物影响、疾病、不良饮食、环境污染、过度的促排卵治疗、年龄……这些对两姐妹来说全都是伤心事！

什么是两姐妹的强烈反应呢？卵巢储备不足、卵巢功能减退，最后就是卵巢早衰！

女性从初潮来第一次月经开始，一直到绝经前的最后一次月经，理论上讲，都具有生育功能，这其中起决定作用的是卵巢功能的变化。我们可以把女性一生的生育功能的高低比作上山与下山，从初潮到 30 岁左右，生育功能就像往山顶走一样，越来越高；而从 30 岁开始到绝经，这段时间的生殖功能就像下山一样，越来越低。当然，每个人的爬山、下山速度是不一样的，有快有慢，但是不管快慢，这样的上山、下山规律是不可更改的，所以，在接近山顶时，当然生育功能是最旺盛的。按照年龄来区分，23 岁到 28 岁是女性生育功能最为旺盛的时段。36 岁以后，下山的速度加快，卵泡数量明显减少、卵子质量明显下降，所以，要生育，趁早！

面前的阿梅，因为 2 次的流产、多次服用紧急避孕药，加上巨大的心理压力等，导致了卵巢功能的问题。

因为时间关系，无法和阿梅继续讲述相关内容了，只是告诉她，月经少很可能和流产有关，既影响了内膜，也影响了内分泌，会影响怀孕，需要治疗。

"惨了惨了！那我们不是没希望了？"阿梅懊悔不已。

"不用这样灰心，找到问题，积极治疗，还是有机会的。"我安慰她。其实作为医生，面对这样的情况，能不能帮她实现愿望，其实心中没底。

我在阿梅的病历上写下诊断：不孕症：1. 宫腔粘连；2. 输卵管堵塞；3. 卵巢功能减退；4. 子宫内膜异位症？

看到我给她这样的诊断，她流泪了，"叶大夫，我知道每种原因都是很难怀孕的，我真的没希望了，没希望了。"阿强也紧锁双眉，毫无表情。

看到阿梅阿强夫妇垂头丧气的样子，我安慰他俩："喂，等我告诉你们我也没信心的时候，你们再郁闷吧。我都还没给你们治疗建议呢。实话告诉你们吧，生育上有很多很奥妙的东西，并非问题越多越难怀的。"

听我说完，他俩又好像看到了希望，年轻人啊，就是爱冲动！

"叶大夫，那我们听你的，要吃药就吃药，要手术就手术，你是我们最后的希望了。"唉！这回轮到我"亚力山大"了。

"具体的治疗方案要等阿强的精子报告出来后再确定，现在先用中药调理调理吧。"我给阿梅开了前辈的经方"定经汤"，当然不是原方，而是按照阿梅的情况进行加减，中药的精华就是因人而异、因证用方，而不是因病用方。

开完药，我给他们留下联系方式，这是我多年的习惯，因为很多病人是外地的，如果开的药有副反应，病人吃了不舒服，咋办？只要能及时联系上我，我会按照具体情况给出建议。医患之间的这种彼此信任的交流，给治疗带来了诸多的方便，增进了医患之间的感情。

看着阿梅阿强夫妻俩茫然而来、带着点希望而去的身影，感叹作为病人真是不容易啊，同时也深感作为医生的责任重大。

窗外，是城市璀璨的夜空和车水马龙，已经是晚上 9 点半了，我也该回家陪伴家里的爱人和宝贝了。

根本没有无创人流这回事

走在路上，出于职业习惯，我继续想着阿梅的问题，阿梅的经历中，有很多方面值得医生和病人去深思。

首先是关于很多女性面临着的流产和避孕问题。

流产

阿梅婚前的 2 次人工流产，虽然都是麻醉下手术，当时身体上并没有痛苦，但已经给她留下了永久的创伤，只是她不自知而已。

人为的流产，就像果树的果子还没成熟，就被硬生生地摘下来，这对于整棵果树来说，是很严重的伤害。不管是刮宫人流还是药物流产，都可能留下长期的伤害。

以下情况不会发生在每个人的身上，但某些方面已经发生在阿梅身上了。

1. 流产后的常见并发症

感染：可能导致子宫粘连、输卵管堵塞、盆腔粘连、宫外孕等；

子宫内膜的损伤：导致月经减少甚至永久性的闭经，也可能导致子宫内膜异位症（内异症）的发生，而内异症是造成生殖障碍的主要病因之一。

以上这些都很有可能变身为以后阻挡你怀孕的"敌人"，这种力量是很可怕的，很可能一次流产就会导致你以后再也不会怀孕了。

2. 增加了再次流产的几率

最新的研究成果表明，身体也是有记忆的。因为好好的胚胎你选择了不要，机体的功能和大脑记忆也会记住你曾经不要胚胎，而在你以后怀孕后有可能自然地启动排斥机制，从而容易出现自然流产。

3. 内分泌失调

对于已经生育过不考虑再生育的人，会因为流产后导致内分泌失调，让你提前变成"黄脸婆"，比如卵巢功能减退、月经失常、面色难看、各种斑点的出现、性欲低下等。

现在无痛人流作为减少女性痛苦的有效措施而广为宣传，但我知道，所谓的无痛只是流产那 10 来分钟身体没有痛苦，内心或者远期的痛苦并非两支麻药可以解决的。

还有的医疗机构把可视人流宣传得非常地安全可靠，还有价格更高的"无创人流"，但我也知道，所谓的可视与不可视，除了价格收费上不同之外，与普通的流产几乎没有差别，所谓的"无创人流"更是睁着眼睛说瞎话！

甚至，有个别的同行，竟然把特殊的宫腔镜技术也用于早期的人工流产，而现实证明，宫腔镜下人流术是导致许多育龄女性患上怀不了孕的主要疾病——子宫内膜异位症的可能罪魁祸首！

当然，也没必要草木皆兵，事情也需要客观对待，并非个个都能导致上述问题，出现问题的还是小部分。只要选择正规医院，就可以在一定程度上减少问题的发生。

所以，即使以前无奈做了流产，也不需要因为有那么多的可能并发症而耿耿于怀，只要你目前没有特别地不舒服，月经正常，可以放心地去试孕，完全可能顺利怀孕的。如果心里总是带着阴影，反而会影响怀孕。

避孕

首先声明：对于已经完成生育的女性来说，各种避孕方式皆可选择。这里提醒的是还没生育的女性。世界上没有 100% 绝对保险的避孕措施，只是要慎重选择。

阿梅首先选择的是紧急避孕药。我问她：为何要选择这个方法？她说广告说得很好，很多人吃。广告？！

没错，即使是教科书也写着可以使用避孕药，但是，广告都是让你看到好处，坏处呢？那些医疗广告会告诉我们坏处在哪儿吗？

多少年轻的姑娘，想到的是紧急避孕药的便捷，却没想到紧急避孕药较大的副作用，并且它的副作用不是一两个月内就显现的，有的人需要半年、一年甚至两年以上才出现。这种紧急避孕药只适合已生育，且不考虑再次生育的女性临时地、偶尔地使用，万不可把这个药物当作常规的避孕药。那些没结婚，暂时不考虑要孩子，但是以后肯定会要孩子的女性不建议使用。

我们的阿梅，竟然把紧急避孕药作为常规的避孕手段，现在的卵巢功能不好也不能排除与此有关。

相对来说，短效避孕药比紧急避孕药副作用少点，对于月经没规律的可以考虑选用，除了避孕作用还有治疗作用。对于月经长期规律的，如果反复使用短效避孕药，也可能导致以后月经不调从而影响生育。

所以，给各位忠告：只要你月经正常、还要生育的，建议尽量别使用避孕药。

那么上环呢？

教科书上白纸黑字这样写着："宫内节育器适应症是，育龄期女性无禁忌症，并要求选用节育器的，可以在人流后立刻上环……"

可以这样理解：不管你生过还是没生过，只要你愿意，你都可以选择上环避孕。

门诊也曾接诊过不少未婚或者未孕的年轻女性，她们或主动选择上环，或因为做了流产按照医生的建议同时上了环。当然其中有很多人没啥问题，把环取后可以正常怀孕生育，但是其中也有不少因为这次的上环而烙下深深的伤痕！

上环可能导致的并发症有哪些？

首先是月经不调。因为子宫内环的机械作用或者环本身含有的药物的作用，引起子宫内膜的不规则脱落或者增生，出现月经淋漓不干净或者月经量明显增多，长期的月经多会导致头晕、疲劳、面色苍白等贫血表现，长期的月经时间拖长，容易降低阴道的自身防御能力而引起慢性感染。

其次是宫腔感染或者盆腔感染。毕竟上环需要从阴道进行操作，医生都知道，再如何消毒都只能是相对无菌而已，任何宫内的操作都可能是感染的途径。对那些还没生育过的女性来说，一旦感染，将对以后的生育造成可怕的影响。

第三，万一上环避孕失败，那么她得宫外孕的机会远远高于其他人群。

所以，对于未生育的女性，选择上环是下下策。

那么如何避孕呢？

不用说你也猜到了，套套！

实际上，从健康角度来讲，男用避孕套副作用最少，最为环保，是最佳的避孕方法。长久以来，避孕套蒙受了许多不白之冤，比如有人认为避孕套的橡胶成分会摩擦刺激女性宫颈，引起宫颈炎导致宫颈癌；外面添加的润滑剂油脂会改变阴道酸性环境，易于细菌滋生，导致阴道炎。更多的不使用避孕套的理由就是男方感觉不好。其实，为了减少宫颈炎、宫颈癌、阴道炎的发生，避孕套起了最大的作用！至于避孕效果，只要使用得当，使用避孕套会比上环、吃避孕药的避孕率高。至于男方感觉不好问题，我想一个真的爱他的伴侣的男性，并不会因为自己感觉不好而让爱侣去冒险的！那些只顾自己感觉而情愿让心爱的女人冒险的男人是自私和危险的。

边走边想，不知不觉已经回到家门口，按着门铃，听到屋里噔噔的脚步声，我知道，照惯例，我可爱的宝宝又来给她老爸开门了。劳累了一天，最轻松最舒心的一刻就是立刻可以和家里的大小两个女人见面了。

02

放松心情"好孕"才会降临

在门诊，有刚结婚 1 个月没怀上就来咨询为何怀不上的，有没避孕 3 个月或者半年就要求看不孕的，肚子有一点痛就想到盆腔炎输卵管堵塞，月经少点就想到卵巢早衰，做过一次流产就担心子宫受伤，吃过 1 粒避孕药就担心以后肥胖不孕的……

也有不少人，今天听说吃这个容易怀孕，明天上网搜索喝那个容易怀孕，后天又有人介绍洗洗这个容易生男孩，大后天长辈又要你做这个那个说容易生双胞胎……

如果都这么简单，我想就不需要医院和我们这群医生了，我们可以改行卖凉茶去了。

对生育问题的重视是好事，但是过于紧张着急就是坏事，异想天开的事别去做，做了不但天不会开，更多的结果是对女性身心的另一种折磨。

怀孕这个系统工程，除了有好的硬件外，如果配置的软件乱七八糟，同样是无法开展系统工作的。

　　下面，我们继续阿梅的故事吧。

不明来历的生仔方，不要命就去喝！

　　在第一次看诊后第二天，阿梅就发邮件给我：

　　尊敬的叶医生：

　　您好！冒昧打扰您了。谢谢您昨晚那么晚还帮我看病！叶医生，我知道了我的病情很严重，全都是难以怀孕的事情。唉！都是那两次流产惹的祸，现在后悔啊！当初的草率和无知埋下了苦果。虽然我和老公都还年轻，但他是家里独子，结婚2年一点动静都没有，我家公家婆是有点地位的人，虽然他们没有直说，但是日常的言语已经透露出他们的不满。

　　我和老公从大学就开始认识恋爱，他是好人，知道我目前的状况他也有责任，有时他也会和父母顶嘴，我知道他心里也是压力重重，只是没那么明显表露出来而已。

　　每年的节假日，他们家很多亲戚朋友都会来串门，很多都是带着孩子的，这时我避开不行，在场难受，唉！

　　昨天在门诊，因为不敢耽误你时间，我有很多话没说，希望您能听完我的唠叨。

　　其实，因为有过2次流产的阴影，在婚后我们就开始准备怀孕的事情，第一个月因为结婚的事情，不敢要。第二个月开始，我们就按照书上说的，用试纸和测体温找到排卵期同房，但是没有中。第三个月干脆就去医院找医生监测卵子，在排卵时同房，可大姨妈还是按时来了。不知为啥没中？

第四个月开始，家婆看到我们还没怀上，就去找了一条不知什么东西的偏方要我吃，还说要我每天用苏打水清洗阴道，说容易怀男宝宝。就这样我用了2个月，还是没中。家里人就说，这么久了没怀，是不是要去医院找医生检查看看了。所以在婚后半年，我就开始去找医生了。

那些检查您都知道了，可是也没有什么效果，为了这个怀孕事情，我干脆把工作也辞掉，转眼间这2年就过去了，现在还不知道何时是尽头。

我知道我俩还年轻，也打算去做试管，家里却已经开始给我脸色看，已经明确表态要么就尽快怀孕，怀不上就分开，试管不允许！

我是听一位您的旧病人阿莲介绍的，所以才知道您，谢谢您昨天给我治疗。希望您不要嫌弃我啰唆。

再次表示感谢！

阿梅

2007 年 8 月 11 日

第二天我看了邮件，感到她焦虑无奈的心情，立刻给她回复：

阿梅：

谢谢你们对我的信任！作为医生，知道病人的各种辛苦，虽然你的情况比较复杂，但是也还没到绝路的时候，现在就等你老公阿强的检查报告，我会在你下次复诊时给你们治疗建议的。

可以理解你们面临的处境，和很多患者一样，这是避不开的，既然避不开，干吗不坦然面对？

以前的事情已经属于历史，历史无法改变，所以建议不要耿耿于怀，不然徒增烦恼。

呵呵，看得出阿强对你很好，那天在诊室，你俩的手一直是牵着的，羡慕你们年轻人啊。

吃完药就找时间复诊。

叶医生

2007 年 8 月 12 日

阿梅在正常备孕情况下，为了能快点生个宝宝，做了很多目前不少人也正在做的事情。但是，这些事情值得做吗？真的对怀孕有帮助吗？

怀孕，本来是一件非常自然的事情，但是因为知道一些专业知识，或者因为某些观念，把这种很自然的事情变成一种刻意的任务，这样只能徒增烦恼，同时降低你怀孕的机会。（呵呵，大家看了本书开始部分，知道本大夫也曾经自作聪明干过类似的事情，前车之鉴啊。）

正常健康的男女，不避孕的情况下，半年内怀孕的占 50%，所以，即使半年还没怀孕，你要知道，有一半的人和你是一样的。在接下来的半年里，又有 30% 左右的人能怀上，所以即使 1 年还没怀孕，还有 20% 的人和你一样。剩下的 20% 的人在一年后怀孕。

上述的数字也证明医学上给"不孕症"的定义是合理的：不避孕 1 年没怀上。所以，只要还没到 1 年，就不需要着急，但是如果有一些特殊情况，比如年龄偏大、月经明显不好，或者原来已经有一些妇科疾病，那么提前去找医生是合理和明智的。

所以啊，当你还不是"不孕症"的时候，当你想怀孕的时候，把套套扔了就可以了，其他就一切皆自然。有时间精力，两个人手拉着手出去走走，别把时间耗在监测排卵、耗在医院上！别把心情耗在何时同房上！

我是一位学中医出身的大夫，中医讲究的是整体观和辨证观，各种方药治疗均需要因人而异，合适你的不代表合适她。对于民间的所谓秘方、生仔方、助孕方、怀孕汤等等之类，全都是对中医这门宝贵财富的亵渎！

有一次帮一位妹子看完病，她拿出一张纸条，说是一条生仔方，问我能不能吃。

我看了以后，心里暗想，这方子是谁想出来的，这不是害人吗？

我问她：这方子是哪来的？

她说：是朋友介绍的，说吃了能怀孕。

这个方子成分是：沉香、檀香、细辛、半夏、南皂角、白叩、草叩、川乌、草乌、枳实、大黄。

方中川乌、草乌均为大毒之药，有严格的适应证，并且生品禁忌内服。沉香、檀香、大黄、细辛可以用于辅助打胎，也有生殖毒性。

可是这位朋友的方子用法是：上述药物研磨成粉，一起吞服！

我告诉这位妹子，并且也请她转告给她方子的朋友：我不能认为此方无效，但是肯定是一剂毒药，如果喝一次就能怀孕，那么开方子的人肯定可以申请诺贝尔医学奖！如果需要喝很多次，那么，不要命就去喝。

急于要孩子的人往往最为敏感，一旦听说那里、那人吃了什么喝了什么怀孕了，就心里忍不住也想去吃去喝。吃点肉或者保健品（多数是垃圾），即使没效，估计也不应该严重影响身体，可是，为了怀孕而尝试来路不明、道听途说的药物，那就是对自己生命健康的非常不尊重了。

再简单说吧，如果吃点秘方就能生男生女，那么试管生殖中心的大门完全可以关上了。可是现实中，正有多少人为此而甘愿拿自己宝贵的身体和生命开玩笑？

至于阿梅提到的用苏打水洗阴道来增加怀孕和生男孩几率的做法，更是断章取义！

曾经有一位已经生了一个孩子、3年不孕的朋友求医，追问病史，自述反复阴道炎发作，检查发现盆腔粘连、输卵管积水。做了腹腔镜证明：严重的盆腔粘连，肚子里就像几十年没人住的旧房子，充满着蜘蛛网一样的粘连，管子堵塞积水，还发现有多处的盆腔子宫内膜异位症。术后一直没有怀孕，最后做了3次试管，至今还没成功。而最后分析其病因，就是长达一年的反复苏打水冲洗阴道！

正常女性的生殖道具有自我保护功能，体现在以下几点：

1. 两侧大小阴唇自然合拢，像门一样将阴道口掩盖。

2. 在自然状态下，阴道前后壁紧贴，防止外界的污染。

3. 阴道内维持酸性环境，有自净作用。

4. 宫颈口、宫颈黏液保护作用。

使用苏打水冲洗阴道，破坏了阴道的自我防御功能，容易导致经久不愈的阴道炎发作，反而增加了怀孕的难度，甚至走上不孕的艰辛道路！上面那位女性，血的教训啊！

类似阿梅和这位姑娘经历的人应该不少。

请听忠告：别让生男生女的谬论迷惑你的心！别去相信那些有利可图的所

谓的名医秘方，也别拿自己的生命生殖健康去做赌注，赌不起的！

女性内分泌需要的是平衡而不是数值

一周过去了，没有阿梅的回信；

两周过去了，没见到她来复诊；

三周也过去了，还是没有复诊。

这些很正常，可能挂不到号？可能不想看了？也可能……

每天病人很多，我几乎要忘记有位叫阿梅的找过我了。

没想到一个多月后，阿梅发来了第二封邮件：

尊敬的叶医生：

您好！我是阿梅。您可能不记得我了。抱歉！我没有按照您的要求复诊。没想到您一个大教授还真的会给我回信，感动！

这段时间没有去看病了，回到湖北妈妈家里面好好地休息一下，调整一下自己的心情，有一个月了吧，妈妈也托人去香港买了一种叫大豆异黄酮的保健品，说这个可以保养卵巢，帮助怀孕，想到您说我卵巢功能不好，我就吃了。此外还有每天炖穿山甲和鱼胶吃，说能够通管子和补充雌激素。

就在这短短一个月的时间内，我周围的朋友似乎都有喜讯了，剩下我孤单的一个人还在这样徘徊着，其实中间有好几次都很想再去找您，跟您说说我的心情，但是都忍住了。我真的好想快点有个自己的宝宝，每次遇到身边的朋友同学，大家全是谈论着自己的宝宝，而我就只能一个人孤单地羡慕地看着他们的可爱宝宝，为此我逃离现实、尽量避开朋友同学，您能明白吧？

而今天写这封信，更想听听您的意见！

我宫腔粘连、管子堵住了、卵巢功能也不好，您还怀疑我有子宫内膜异位症，我上网查过了，这个病是绝症啊！请您别安慰我了，真的希望您能如实告诉我，我还有机会怀孕吗？做试管呢？如果没有机会，我想就不治疗了，以后就听从命运的安排吧。唉！干吗女人要这样遭罪呢？

不好意思，我不是不信您的医术，从内心里面我不单单把您当成我的医生，还把您当成我朋友，能说心里话的朋友！看到很多网友叫您"哥"、"叶哥"、"花哥"，我也能叫您一声哥吗？

冒昧了！

祝您工作顺利！注意休息啊！

阿梅

2007 年 9 月 20 日

可以看出，阿梅有严重的心病，心病不去，孕从何来？

我及时给她回了信：

阿梅，您好！我是叶医生，如果你觉得叫叶哥顺口点，你就叫吧，你当我是哥，我就当你是妹。

其实找个时间去休息休息是明智的，反正怀孕之事并不急于一时，急了反而适得其反。不过我觉得你的心态还真的不咋地，带着这样的心情去休息，能休息好吗？换成是我的话，看到人家有了可爱的宝宝，我会上前去恭喜人家，上前去逗逗小宝宝，微笑面对。

鱼胶之类对你是合适的，大豆异黄酮吃点也可以的，至于用穿山甲，我认为不妥，一则穿山甲是国家保护动物，二则你的输卵管堵塞了，是不可能用任何药物去通的。

我告诉你一件事情。多年以前，门诊来了一位38岁的少妇，她容光满面、神采奕奕地找我开药。我觉得奇怪，这样精神健康的人找我开啥药呢？坐下来了解后，对我的内心影响很大。你知道吗，她是一位晚期的卵巢癌病人，在过去的2年内接受了4次开腹手术，加上12次高强度的化疗。多少人能挺得住？但是她挺住了，并且还活得很自在逍遥，作为医生，我表示对她很钦佩，但是她说了一句让我一直不会忘记的话："与其哭着等待明天之死，还不如笑着开心过好今天！"

建议回来后还是找时间复诊吧。

叶哥

2007年9月21日

不单阿梅，不少人咨询我：我能吃大豆异黄酮吗？是不是多吃大豆就能补充雌激素啊？还有更离谱的问题：每天吃50颗大豆是不是容易怀孕啊？等等。

有一位33岁女性，结婚半年还没怀孕，月经一贯正常，因为突然阴道流血1个多月不能干净来到第九诊室，在初步检查和了解情况后，判断属于无排卵型的功能性子宫出血，建议尽早做刮宫检查子宫内膜，结果是"子宫内膜轻度不典型增生"，子宫内膜癌的先兆！要是她已经生育了，会建议切除子宫的，但是她刚结婚不久啊！结果还是冒险进行药物保守治疗，幸亏最后病情得到控制，也顺利完成生育的事情。这么年轻，怎么会出现这样的病变呢？追究原因，原来，她听了网友的推荐，说大豆异黄酮可以补充激素，帮助生育，特别适合年纪大的要生育的人，就这样连续吃了 1 年的大豆异黄酮！这就是病因。这位女性，要是看病再迟些，那么可能就是内膜癌了！！

不少人把大豆异黄酮误解为雌激素或者植物雌激素，这是不对的。商家也大力宣传大豆异黄酮有多好，某些医者也跟着煽风点火，导致大豆异黄酮时髦一时。真的有这么神奇的功效吗？答案只有一个字：NO！

大豆异黄酮主要存在于豆科植物中，是大豆生长中形成的一类次级代谢产物，与雌激素有相似结构，因此大豆异黄酮常常被称为植物雌激素，其实它与雌激素是完全不一样的。大豆异黄酮不属于药品，更像保健品。既然是保健品，就不能代替药物。

确实，对于卵巢功能下降或者卵巢早衰的女性，大豆异黄酮可以作为治疗的辅助保健品，也是有效应的。但是，内分泌功能正常的女性，完全不需要使用这一类的保健品。虽然大豆异黄酮并非雌激素，但是它也具有类似雌激素的生物效应，而女性生殖内分泌的正常调节是要维持一个平衡状态，就像一架天平，两边平衡，只要在哪边即使加上 0.1g 的重量，立刻就会失去平衡而倾倒。所以，只要正常，请别吃大豆异黄酮，没有好处的。

至于每天吃多少颗大豆有助于怀孕，纯属无稽之谈，如果这是医生的建议，那么请你尽早离开这位医生，因为真的医生不会这样去建议的。如果不是医生建议的，那么你笑笑而过即可。

再强调一遍：女性内分泌激素的调节，追求的是平衡，而不是数值！正常女性不需要额外去补充激素或者类似激素的东西。当你的月经或身体出现问题，建议尽早找妇科咨询检查，上面这位女性的经历就是前车之鉴！

由于阿梅现在已经明确有卵巢功能降低了，吃点这类东西也是可以的。

ABO 溶血不是洪水猛兽

过了一周，阿梅给我发来第三封邮件：

叶哥，您好！

呵呵，还是叫叶哥比叶医生亲切。

看到你深夜了还回复我的邮件，我很内疚，你这么忙还打扰你，真的不好意思！字里行间我看到的不单是一个医生的责任，还感受到一个朋友的关心，衷心感谢！

"与其哭着等待明天之死，还不如笑着开心过好今天！"说这话的大姐很伟大，是的，生不出孩子又不是绝症，我干吗要这样晦气呢？人家癌症晚期，连命都朝夕不保，还这么乐观。谢谢叶哥与我分享！

我妈也常和我说，女儿啊，你们那么年轻，现在技术发达，肯定有孩子生的，努力去配合医生的治疗。

还是自己的妈好啊。

叶哥，请不要取笑我，其实我还有一个弱智问题，就是我和老公的血型以及生肖都不合，我是 O 型，老公是 A 型，不知道怀不上与这个有没关系？老公家认为我们八字不合，我觉得这也是在找让我俩分开的理由吧。

老公已经去查精子了，等复诊再带去给你看看判断一下。我打算下周国庆期间去找你复诊，不知能否挂到号？你的号不是一般地难挂。

谢谢叶哥能和我聊！

阿梅

2007 年 9 月 28 日

阿梅，你好！

看到你心情改善了，叶哥很开心啊。

乐观开朗会创造生命的奇迹，那位得了癌症的大姐，我应该叫她妹才对，7年过去了，现在还好好地生活着，每天都还是那么开朗，现在每个月都过来找我开中药继续巩固治疗。

怀孕的事情也是这样的，我这里也有很多所谓的怀孕奇迹，她们要么被我宣布不可能怀孕了，要么只能选择试管一条路，但是她们最终还是自然地怀上了，这确实是奇迹。但是奇迹的产生不是无缘无故的，我觉得自己内心的强大不屈，敢于面对现实，敢于面对一切面前的困难，才可能有奇迹发生。其实，你的状况虽然相对麻烦，但是还没有达到需要用奇迹这两个字来形容的地步。

至于你提到的生肖问题，社会发展到今天，我们不应该继续受到一些愚昧落后观点的影响，生肖问题根本与生育无关，因为这个生肖问题诞生了不少人间悲剧，建议你别纠结这个问题了，呵呵，我想你家阿强应该也不会纠结的，至于老人们的唠叨，就当成是在关心你们就是了。血型问题是有一定医学道理的，你有兴趣可以去我的博客看看相关的内容。不明白的可以复诊时再和我交流。

国庆期间我有出诊，可以去看看博客上的公告。

晚安！

叶哥

2007 年 9 月 28 日

这次阿梅的邮件提到 2 个问题，一是血型问题，二是生肖问题。

第一个属于医学范畴，需要科学客观地去面对和理解；第二个属于民间传言，需要现实去证实纠正，就不在这里讨论了。

随着大家接受信息来源的途径增多，越来越多的人将血型问题看得很重，一旦查到夫妻之间存在某种血型"不合"，就紧张焦虑，甚至扼断一段美好的姻缘。

曾经接诊过一对愁眉苦脸的年轻人，看得出他们的内心是非常着急的，但是从他俩手拉着手的情况看，应该是感情很好的一对。了解情况后，原来就是这个血型问题惹的祸！女方是 O 型，男方是 A 型，他俩本没什么，但是男方家里不知如何得知血型不合问题，竟然不同意他俩结婚！这次来找我就是要彻底咨询一下有关血型的问题。经过解释沟通后，终于明白，原来 O 型女和 A 型男结婚，宝宝其实大多数是安全的，只是很小一部分会出现溶血问题而已，并且这种几率与别的宝宝发生别的问题的几率是没啥差别的。我在病历上写下了部分交流的内容，让他们拿给父母看看，一年后，这对年轻的夫妻生下了一个健康可爱的小天使。

母胎血型不合主要有 ABO 型血型不合和 Rh 型血型（俗称熊猫血型）不合两类，汉族人群中以 ABO 血型不合多见，症状较轻；其中女性较男性多（约 3∶1）。我国统计的 ABO 血型不合妊娠占总出生数的 27.7%，其中 20% 发病，但有临床症状者仅占 2% ~ 2.5%。因此对于 ABO 血型不合问题，其实是不需要担心的。

血型不合的夫妇，只要孕妇定期产检，检查血中有无相应抗体或抗体水平是否显著升高，便可大致知道胎儿是否安全。在宝宝分娩后，医院会监测宝宝的黄疸指数，必要时予以及时处理。

一定要让家人明了你的治疗方案

2007 年的国庆节，阿梅和阿强第二次来到了第九诊室找我。

这次他们挂到号了，在黄昏的时候轮到他们了。

"叶哥，我们来了！"

我抬头看，哇噻！这次与上次完全不一样的感觉，阿梅阿强这对小年轻竟是笑着进来诊室，好像不是来看病而是来和一位大哥约会般，不变的依然是手拉着手。

"叶哥，这次来，就想您给我们一个详细的治疗计划，我们一定非常配合您。"人都还没坐下，阿梅的嘴巴已经没有停下来的意思。

"坐吧，把阿强的检查报告拿来看看。"我平静地说。

"叶哥，在这儿，您看看。"这次是阿强说的，这哥们也学老婆叫我叶哥了。

我认真地看了阿强的精液分析报告，年轻就是年轻，各项指标都挺好的，液化时间、密度、总活力、a 级比例、畸形率、酸碱度等等，全都是教科书上的标准值。

"叶哥，咋啦，没事吧？"两口子看到我认真看报告不出声，竟然异口同声问。

"琪琪，你看，这份报告，全都是精兵强将啊，基本都是特种兵，不错。"我微笑着对坐在旁边的美女助手琪琪说。

两口子松了口气。

我已经有了治疗的建议，但是还有一个问题需要弄清楚，就是阿强家里还能给他俩多长时间去等待。但是这些敏感话题如何启齿呢？看着现在他俩满怀信心，如果一次的语言交流不慎，或许就会给他俩造成新的困惑。

"现在看来阿强基本排除掉问题了，你们怀不上问题确实是出在阿梅身上，不过，阿强，这些问题也与你有关啊，这点你清楚吧。"

"叶哥，我明白，所以我一直都和父母解释，即使最后生不了，我也不会和阿梅分开的。"这哥们儿还在我面前表决心。

"怀孕这件事呢，有些人很简单，有些人需要时间，需要接受各种医学治疗，包括药物、手术，甚至最后试管，并且试管也不可能保证一次成功的。"我因势利导，让他们清楚，急是不会有效果的，只能耐心去等，耐心去走每条需要走的路。

"叶哥，我们已经想清楚了，大不了就不生，大不了就分手，您告诉我们怎么治疗吧。"阿梅还挺大方的，看来没啥思想包袱了，好事。

"按照阿梅的情况，我初步这样考虑，宫腔镜腹腔镜手术是必需的，术后再用中药治疗，如果还不能怀上，接着就是做人工受精，还不行就接着做试管，但是每个步骤都需要时间！"我把治疗建议说了。

"那能不能早点安排手术？"两口子又着急了。

"下个月，月经干净了就找我安排，这个月继续吃中药调理身体吧。"

在他们拿着药方离开诊室后，助手琪琪不解地问我："老师，她月经不是刚刚干净吗，这时做手术不是很好吗？"

"琪琪，手术虽然对我们来说天天做，已经习以为常，但是作为病人，让她们接受手术需要一段时间，并且最好让给她们造成压力困惑的家人也知道我们的治疗计划，如果能获得家人的理解和支持，那么有助于以后的怀孕，毕竟怀孕是很奇妙的一件事情，并不是做了手术就可以达到目的的，要知道，我们只是在帮助人家创造怀孕的条件，很多我们无法控制的因素往往也会影响怀孕的，比如家里的压力这些。你忘记了，头两个月那位做了手术的姑娘，因为瞒着家里来手术，出院后被男方家里知道，认为都需要手术了，肯定怀不上，还不是被逼着离了，早知如此，我还不如不帮她做。唉！你要永远记住：处理生殖问题不单单是针对疾病病因，而是要考虑到很多非疾病因素，不然我们会遗憾的。"

"明白，老师。"

转眼间到了南方的初冬，阿梅按时过来手术了，陪着她的有阿强，还有两位外表慈祥的中年人，原来是阿强的父母，看来家里的事情这哥们儿还真的去努力做工作了。和阿强的父母交谈，发现他们也不是无理取闹的人，只是因为传统思想在作怪。我完全可以理解父母之苦心，其实，天下父母哪位会坑自己的孩子呢？误解可能来源于思想的不同、认知的差异而已，只要坦诚相待，都可以得到谅解的。我们年轻人，应该理解父母的心情，作为父母也应该多体谅年轻人的思想。

奇迹有时就是这样诞生的。

手术的结果与我之前的判断是一致的：子宫腔粘连，肚子里粘得一团糟，输卵管一侧靠近子宫处堵塞、另一侧远端伞部积水，肚子里面的腹膜散布着很多子宫内膜异位症的病灶。手术中没有很困难的操作，就是帮阿梅的子宫、肚子清理垃圾而已。

做了多年的不孕不育专科医生，我给自己的定义就是：只能有一次并且不能出错的机会，使用先进手术器械去清理很多生殖垃圾的教授级清洁工。

做完手术，阿梅肚子里已经干干净净，但是留下很多手术的痕迹，生命的种子能否在这个已经是伤痕累累的环境下发芽长大，我心中没底。我心里想，看来阿梅的怀孕还真的只能等待奇迹了，唉！

术后如期恢复，按时出院，出院前我又开了半个月的中药给她，让她下次月经干净后复诊，并且到时就可以同房试孕了。

做完手术，找到病因并做了处理，阿梅很高兴，觉得离怀孕的那刻不再遥远了。

遥远不遥远，说实在的，只有我自己清楚。

按照我自己的经历和总结，像阿梅这样的病情，自然怀孕的总体几率不超过20%，当然，也许阿梅就属于这20%之内的人。只有时间来证明了。

不知道阿梅是如何觉察到我内心的，或者查房我讲解给学生听时不经意地流露了出来，阿梅在出院的那天，竟然提出和我握手，并且开心地说："叶哥，谢谢您能亲自帮我手术，我知道病变很严重，即使手术了也不一定能怀孕，但是都尽力了，希望不久可以送红鸡蛋给您吃，如果以后怀不上，我也谢谢您曾经帮我做了手术，带给我希望。"（南方地区生了孩子的，都需要把煮熟的鸡蛋染成红色，送给亲戚朋友吃。）

"希望可以吃到你的红鸡蛋。"我还是给了她信心。

第二章

开启一段轻松的备孕之旅

卵泡其实只是卵子的住所而已，就像我们房子一样，无论是大点的房子或小点的房子甚至别墅，我们都可以快乐地居住着，关键点不是房子的大小，而是住的人的心态，卵泡与卵子也是一样的道理。没有证据证明卵泡大小、圆扁与卵子功能之间的关系！

01

别给性戴上枷锁

作为一个系统工程，即使具备了质量过关的硬件和良好的软件，但是缺少合理的程序运作，也是无法开展正常工作的，在怀孕这项工程中，夫妻之间的性和谐就是最佳的运作程序。

常会有一些有怀孕考虑的夫妇，因为接受了各种各样的信息，结果反而把性变成了模式化、变成了一种任务，时间长了变成了枷锁、包袱，重重地压在双方的身上、心上。

当同房变成"例行公务"时要小心了

在诊室、在网络，经常收到这样的咨询：

"叶大夫，能否指导一下我们夫妻如何同房？"

"叶医生，我们哪一天可以同房啊？"

"叶教授，我们是否天天去同房，还是隔天同房为好？"

"叶哥，我们两地分居的，怎样处理同房事情呢？"

"叶医生，我和老公越来越没兴趣同房了，咋办好啊？"

"叶大夫，我基本都是十五或十六排卵，但是听说月圆之夜不能同房，真的吗？"

"叶哥，哪种体位同房能增加怀孕的机会呢？"

"叶哥，我测到卵泡是扁的，还能同房吗？"

"叶哥，吃哪些东西能提高性趣啊？"

"叶哥，同房后是不是不能起床？大家都说一起床精液就流光了。"

"叶医生……"

"叶教授……"

"叶哥……"

还有很多很多各种各样有关夫妻同房与怀孕的问题。

本故事的主角阿梅阿强这对年轻的夫妇，也不免走上了"异"性之路——异性，即不自然的性。

日子一天一天地流逝，术后的阿梅不定期地继续在我这里接受中医治疗。

在术后的第二个月，有一天下午，我正在地铁车厢里，突然手机响了，是阿梅的电话，难道阿梅有急事？

"喂，你好！"

"叶哥，不好意思打扰你了。"

"阿梅，说吧。"

"叶哥，我今天去测 B 超了，看到一个 20×19 的泡泡，我们是不是要同房？"（测卵泡一般大小用 mm 表示。）

"可以可以，有心情就可以。"

"可是阿强去了深圳不在家，明天同房会不会迟了，我是不是今晚去找他啊？"

"你们有性情就没关系啊，今晚同房不了就明晚同房也没问题。"我突然发现车厢周围的人都很惊讶地看着我。

"叶哥，那我们要同房几次才行呢？"

"阿梅，同房几次问问你老公啊，有体力有精神想同房就同房吧。"因为列车嘈杂，我不得不放开喉咙大声回复阿梅的电话。刚才惊讶的人群突然集体屏住呼吸，十几双灯笼样的眼睛紧紧盯住我。

天啊！

我向大家微笑着，职业习惯，职业习惯。

阿梅说了声"谢谢"后挂断了电话，列车继续快速前进。

我也很快把这情景给忘记了，后来我自己检讨，如果当时我能重视阿梅的心态变化，可能就不会出现后来阿梅阿强的性问题了，我也有一定的责任啊。当时作为她的主治医生，我应该及时告诉她不要去监测卵泡的，因为她根本就不存在排卵障碍，但我疏忽了。

春天，年轻的季节，美丽的季节，充满生机活力的季节，充满憧憬希望的季节。

阿梅夫妇带着十足的希望迎来了喜庆的 2008 奥运年，又迎来了欢乐的奥运年的春节。

但是，三个月经周期过去了，术后第四个月，大姨妈依然按时而至。我已经发现阿梅的情绪有了一些细微的改变，不再是充满信心而是带着新的压抑。这种情绪完全可以理解，在她内心，手术了就应该很容易怀孕了，手术处理了病变，手术就是成功了。当然作为医生，我不会这样认为，不管哪种生殖的手术，都只是创造条件，提高一些怀孕的机会而已，以后怀孕了，证明手术是成功的，如果以后一直怀不上，就不能说明手术是成功的。这些生殖的手术与肿瘤等手术不一样，肿瘤手术只要切除干净了就是成功，但是不孕的手术并非如此。

在细雨纷飞3月下旬的一个平常的下午，诊室电脑上显示阿梅一早就到了，可是她等到最后一个才进来诊室，电脑上显示已经是晚上8点了。

和往常一样，这两口子还是手拉着手走进来，却没有了前两个月的开朗和轻松，反而让我感觉拉着手是一种勉强。唉！这小两口估计又有新问题了。

常规问完情况开好中药处方，他俩却没有离开的意思。

"呵呵呵，开完药，可以回家了。"我笑着说。

沉默！

继续沉默！

"你们是不是还有啥事情？我能帮你们吗？说吧。"

阿梅深呼一口气，终于开口了：

"叶哥，我们那个不行了，这个月基本都没有AA。"（AA在网络语言中就是做爱，两个有爱的人并排躺着，然后去做爱做的事情，很形象！）

因为诊室还有几位女助手，我发觉阿强表情有点尴尬。

这可不是一般问题，夫妻的性问题处理不好，除了影响怀孕外，还影响感情，影响生活工作。

我突然想起那次在地铁和阿梅的电话联系，那时她应该已经开始去重视性与怀孕的事情了，进而走上"异"性之路了。

看来阿梅阿强今天来开方是次要的，主要的任务还是要帮他们解决AA问题，不然干吗非等到最后再进来诊室呢？

"你们说说吧，究竟咋回事？没关系的，叶哥面前没啥害羞的，我会尽量帮助你们解决。"我看到这小两口尴尬并纠结的表情轻轻地说。

"喂，强，你先说。"

"还是你先说吧。"

这两口子竟然推拉起来。

"呵呵，没关系啦，谁先谁后还不是都要说。阿强，男人嘛，先说。"

"叶哥，"哥们儿终于先说了，"其实，到了年前，我们都一直好好的，可是过年后，越来越感到没有兴趣，每次都提前定好时间，每次都想着能怀上了，每次都是例行公务，每次……"

"你还好说，每次都准备充足，每次都趴到我腰痛骨酸，每次你都是匆忙交货，完事了你还可以倒头大睡，我却要继续顶着屁股受罪！"都还没等阿强说完，阿梅就急着把阿强的话打断，哇噻，这回两口子还真较上劲了。

阿强连续的 3 声每次，我心里明白得很，这哥们儿已经有性欲低下的苗头了。

阿梅连续的 3 声每次，我也清楚，她已经陷入了"性与怀孕"的生殖误区了。

年轻啊，就是容易激动。

"好了好了，叶哥知道你们的问题了，其实，你们的问题我也早就在博客里有说明了，在生育上，夫妻的 AA 应该要自然，千万不能刻意，要讲究随意，我估计你们这些天来应该没有以前的情调和自然了，而是去挑时间 AA 了，是否？"我其实是明知故问。

"叶哥，我是做足了功课！"

3 个月前的手术已经确诊了阿梅属于"输卵管炎症性与子宫内膜异位症性

不孕"，加上卵巢功能下降，虽然属于生育中比较严重的问题，但术后的阿梅还是满怀信心，除了吃中药，还每天没事就上网查询相关的知识，有时也和Q友聊天讨论各自的病情治疗之类，她接受了一大堆的同房信息，并且付之实践。

"阿梅，能否说说具体你是如何做足功课的？"因为我认为阿梅虽然卵巢功能有些低下，但是排卵还是正常的，所以并没有建议和要求她去监测卵泡之类。

"叶哥，其实我是看书和网上搜索，您看看，您诊室外面的宣传栏上也有一些宣传的，所以我就照着去做，看能否快点怀上。"阿梅指着门口说。

我知道，我们的宣传也有些不是很客观或者科学之处，对于怀孕的一些宣传就存在着令人误解和容易误导的成分，这是我们的责任，也因为这样，我才会写一些有关的科普小文章，宣传正面的、科学的生育知识。

"阿梅，我会向相关部门去反映的，尽量去修改有漏洞或者容易误导患者的常识。"——很可惜，至今宣传栏上都还是当时的内容。

"叶哥，我都叫她别老是做那些监测之类，弄得紧张兮兮，就是不听，我也说要么问问叶哥，她说不用问。"阿强忍不住插嘴说。

"还有一次，更离谱，本来我们已经禁欲很多天了，兴高采烈地准备大战一番，可是她却拿出当天的B超，说卵泡扁扁的，同房了即使怀孕质量也不好，唉！"

"这个也是B超医生说的啊，网上姐妹们也说她们的医生也这样认为的，又不是我说的！"阿梅不服气地反驳阿强。

看来我得好好和他们说说AA这件事了。

试纸弱阳不等于没机会

阿梅主要按照收到的信息去实践了这样的事情：

1.为了增加怀孕的机会，做监测卵泡的工作，然后在排卵期AA。阿梅因此自己去当地医院做了B超监测和测基础体温，使用排卵试纸。

2.平时尽量不要AA，在排卵期那几天连续作战，叫作集中优势兵力。

3.每次AA后要垫高臀部至少2个小时不能动，防止精液流出来，增加精子进入子宫的数量。

4.AA时要趴着，这样的体位可以增加怀孕的机会。

其实以上信息并非道听途说，目前甚至有不少妇科医生也是这样认识并交代病人去做。难怪像阿梅这样没有专业知识又迫切想怀孕的女性会信了。

各位朋友，看到这里，你是否也曾经像阿梅这样去AA，或者现在正用这样的方式AA，或者考虑明天开始这样去AA呢？

阿梅实践了这些方法，终于导致了今天复诊的新问题出现：本来自然的夫妻之间的性事出问题了！

我反问阿梅："这几个月来，你们就是这样干活？呵呵，不会觉得很累吗？"

"当然累啊，我要测体温、要测试纸，还要找医生做B超看看泡泡，还要趴着，还要连续AA，A完还要垫高屁屁，"阿梅连珠炮般继续说，"叶哥，你说，累吗？"

"呵呵，要是我，肯定比你累，阿强，你说呢？"

"哎！我都叫她别测啥子的，就是不听，有时工作得很累，但是为了怀孕，也不得不硬着头皮去A啊！"这哥们儿原来是被A的。

"正常正常，在我这里和你们一样的夫妇不少，还有比你们更悲催的呢，你们其实出发点都是对的，目的也一致，只是方式和做法错了，错了！"我想着，今晚就应该花点时间让这两口子彻底明白一些生殖科学中有关性的道理。

"叶哥，看，这就是我做的功课啊，不是说要测基础体温、用排卵试纸知道何时排卵后去同房，怀孕的机会很大吗？"阿梅从精致的挎包里拿出一叠东西给我看，我一看就知道她是个很注意细节和讲究整齐条理的人，一叠B超检查报告单，全都是每个月监测排卵的，日期顺序都井井有条，还有一张画满小红心及小花朵的基础体温表。

我看着那些红花红心，问这都代表什么，她说，两颗红心连着的代表那天同房，没连着的是监测排卵的日期，红花代表来月经的时间。接着她又拿出一叠整整齐齐的LH试纸，按照日期满满贴在笔记簿上，每个月10来条贴一页纸，看着这张体温表和贴满试纸的笔记簿，真的温馨悦目！

LH试纸，俗称测排卵试纸，也是监测排卵的一种方式，这种试纸只是监测LH这个促性腺激素的水平而已。

女性从这次月经来潮的第一天起到下次月经的第一天，叫作一个周期，在这个周期里，女性的内分泌激素是存在一定规律的变化的，LH叫作"促黄体生成素"，在月经期处于低值，随着正常卵泡的发育长大，LH值越来越高，在排卵前一天达到整个周期的最高峰，这时用LH试纸监测（有些用唾液测，多数用尿液测）会显示阳性，就是2条红杠；如果排卵了，LH值会下降，降到一定程度，用LH试纸就测不到两杠了。所以，用LH试纸测排卵，典型的过程就是，从测不到两条红杠到隐约测到，到稍微明显测到，再到明显测到，接着慢慢又消退了，说明这个周期是有排卵的。但是，因为试纸的质量及敏感性、女性的心情以及环境的诸多因素影响，这个过程也不是绝对的，并非是完全准确的。有很好的排卵功能，试纸可能显示只是弱阳性；而没有排卵的，试纸却可能显示强阳性。

当然，作为简单经济的监测办法，用 LH 试纸还是有一定的价值的，只是建议有疑问应该及时去咨询大夫，而千万不要自己去推测、去找网友咨询，更不要因此而影响正常的夫妻房事。

曾经有位想怀孕的女性，竟然连续 3 个月不同房，我问了原因，哭笑不得：原来她就是按照试纸的说明去测排卵，但是这 3 个月全都是只测到弱阳性，她就认为没有排卵，既然没有排卵还同房干啥呢？有这种做法的不是少数人啊。我告诉她：月经正常，抽血查性激素也正常，就不存在排卵问题，弱阳性也属于有排卵的征象。同时告诉她，不需要测了，按照平时同房那样就可以，唯一的不同就是把套套去掉。按照我的建议，两个月后她自然怀孕了。

今天的阿梅也出现了这样的情况。

我对阿梅说："姑娘，你真是有心了，工作做得那么细致，不过，我可是没有建议你这样做啊？"

"叶哥，对不起，你是没有叫我去监测，是我自己心急，加上很多信息也是这样的说法。"

"其实，你们和很多人一样，为了快点能怀上，不惜一切，人家说的都会拿来试一试。没有性当然没有怀孕，但是即使不怀孕，夫妻之间的性也是正常需要的，按我的看法，你们都把正常的性变成了战场，多数人基本采取类似的战术、战略和计谋，我挨个和你们说说吧。"

卵泡的大小只表明卵子住的是经适房还是豪华别墅

监测卵泡的问题

女性有正常排卵，才有怀孕的机会，一般卵子排出后生存的时间大约 24 小时，而精子进入女性阴道后在生殖道可以存活 48 ~ 72 小时，并且精子从阴道经历层层难关到达输卵管，需要一定的时间，如果等到排卵了再同房，等到精子这个小帅哥好不容易到了约会地点，卵子姑娘已经等不及消失了。其实这和男女约会一样，一般都是男方先到约会地点，这样牵手的机会就多了。所以，为了提高怀孕几率，应该在排卵前同房。按照几率的高低，排卵前一天同房大于排卵当天，而排卵当天同房怀孕的几率又大于排卵后一天。

但是很多人在没有准确监测到排卵时会拒绝同房，非要等到排了再同房，其实已经失去最好的怀孕机会了。

有人可能会说万一提前同房了，结果却不排卵，不是白费劲了。姑娘啊，如果你把夫妻之间最为亲密的行为理解为白费劲，那么就真的难以怀孕了。

其实，除了以下几种情况需要监测排卵外，其他的情况建议夫妻 AA 以自然需求为好，简单说，只要你们每周有正常 2 ~ 3 次 AA，不管周一到周日哪天排卵都会有怀孕的机会。

1. 月经不调，医生给你促排卵治疗，需要监测排卵。这是常规之举。

2. 两地分居的，比如周末夫妻之类，那么也需要监测，找 2 天去 AA。这是无奈之举。

3. 要做人工受精或者试管婴儿之类，必须监测，这是必须之举。

除此之外，建议不需要去监测卵泡来算 AA 的时间。因为这样会让你们的心情过于紧张，当卵泡发育小点、慢点而没有达到书上写的标准时，也可能让夫妻焦虑，从而影响 AA 心情。

当然，如果夫妻俩内心够强大够淡定，能把监测卵泡当成一种乐趣和放松，那么可以大胆去监测。但是，有生育需求的夫妻或者存在各种各样的生育困难的夫妻，有多少人能够内心如此强大和淡定呢。

讲到这儿我问阿梅："阿梅，你去做了这么多功课，自己感觉很开心很轻松吗？"

"开心个屁啊，叶哥，呵呵，不好意思。"

哈哈哈！看来阿梅也是爽快人。

卵泡大小与同房问题

按照流传的信息，卵泡必须是圆的，并且要达到20mm×20mm才能怀孕，如果太小或者太大或者不够圆，是怀不上的，即使怀孕了也容易流产。

对此教科书的说法是：卵泡直径达到 18mm×18mm，就属于成熟卵泡，有受精功能。

但是当你监测卵泡时，你会经常得到这样的信息：你的卵泡太小了，怀不上的；你的卵泡扁的，怀不上的；你的卵泡太大了，怀不上的。你就开始郁闷了，整天想着怎样让卵泡长大，怎样让卵泡变圆，医生也会认真地考虑这个问题并且给你很多建议，甚至让你放弃这次那次的机会。

卵泡在青春期大约有 30 万个，月经来潮后，卵泡都需要依靠女性自身的促性腺激素刺激才能发育，每个月都有一批卵泡发育，但是一般只有一个能从中脱颖而出成为优势卵泡并最终发育成熟并排出，女性一生中一般只有300 ~ 400 个卵泡发育成熟并排卵，消耗尽了月经也就停止了。一般卵泡有1cm 就属于优势卵泡，达到 15mm 基本具有受精能力，超过 18mm 叫作成熟卵泡，在 30mm 前其实都有怀孕的机会，而不是常说的小于 18mm 或者大于

25mm 就不可能怀孕，这个说法目前依然存在，并且也被实践着。卵泡其实只是卵子的住所而已，就像我们的房子一样，无论是大点的房子或小点的房子甚至别墅，我们都可以快乐地居住着，关键点不是房子的大小，而是住的人的心态，卵泡与卵子也是一样的道理。实际上，因为卵子是肉眼看不到的，所以才需要用卵泡的大小来判断卵子的功能，这并不客观，只是医学上无奈之举。没有证据证明卵泡大小、圆扁与卵子功能之间的关系！完全有可能很圆很大的卵泡，卵子却是没用的，而不够大不够圆的卵泡却有优质的卵子，一样能够受孕。按照本人的实践，13mm 以上的卵泡都会有怀孕的能力。

有些女性就是因为这样的原因甚至留下了终身遗憾：

2 年前，有位女性 4 年不孕，医生促排卵治疗，可是卵泡连续监测了几次，长到 13mm 就不长了，医生说不可能怀孕的，放弃吧。可是恰恰这位朋友这个月怀了，但是郁闷啊！因为医生说了不能怀，所以就在检查出怀孕 5 天前（已经是着床了）做了 X 线体检，因为尿道炎吃了妊娠禁忌的 2 种消炎药，怎么办？从优生学角度医生建议不要，最后忍痛流产掉，至今 2 年未孕，来找我诊治，前不久我做了腹腔镜检查，证明是子宫内膜异位症！怀孕，不知又得等到猴年马月了。

如果知道一点有关生育的知识，就可以避免这些悲剧的。究竟在一个月经周期中，对于有生育考虑的女性，如何才能避开一些不良的因素呢？如果上面这位姑娘做检查或者吃药是在排卵前，基本不存在影响问题，因为 X 线只是照胸部而不是下腹部，对于卵子基本是安全的，而消炎药的代谢也是很快的，几天后基本就代谢排泄干净。但是如果这些不良因素是出现在排卵后，影响就变成可能了！一般同房后 24 小时内精子可以和卵子闪婚融为一体，变成受精卵，经过 4 ~ 6 天左右进入宫腔，这个过程中受精卵也会一路走来一路改变自己，到了宫腔后已经不是受精卵而是一个叫"胚囊"的东西，在子宫内找到一个合适居住的地方就埋入内膜中，这个过程叫作着床，这个时段从排卵开始平均是7～11天。着床后就开始继续胚囊的"七十二变"了，开始胚层的分化和发育，最终形成早期的胚胎。所以，从受精后开始到真正着床，到着床后的发育，这些都是容易受外界不良因素干扰和影响的敏感时期，对于有生育考虑的女性，这些时段都需要加以小心，避开各种不良的因素，比如不洁有毒的饮食，环境的影响如噪音、气味、电子辐射等等。所以，对于每一个有生育考虑的人来说，在排卵后任何不良的行为都需要考虑到是否会影响怀孕，以免造成类似的悲剧。

有位33岁的女性，因为工作需要，婚后长期分居两地，每个月就见面一次，这次终于怀孕了，却忧愁重重。原来，她听信了网上传言，说同房后基础体温只要连续高温5天就能测到怀孕，所以第五天她自己测了早孕试纸，没有中，就认为没有怀孕，当晚参加朋友婚礼，狂喝，第二天并发急性胃肠炎看急诊，用了3天很多妊娠期禁用的药物，没想到10天后月经没来，确认怀孕！这时就纠结了，宝宝要还是不要？

任何药物的影响都没有人体的证据，全部来源于动物试验，所以目前无法确认孕早期的不良因素究竟对宝宝影响有多大，但是从优生优育的角度，有接触不良因素的，理论上讲都不能要。考虑到这位女性高龄，好不容易怀孕，我告诉她，按理不能要，但是如果要的话早期就无须安胎，顺其自然，到了怀孕中期再比别人做多些产检项目排畸。她决定要下来，但是到了孕7周，还是自然流产了，至今已经36岁，再也没有怀过。

有些朋友问：这个敏感期既然难以早点确定是否有怀孕，那么是否身体会有些特殊的反应呢？说实在的，绝大多数女性从受精到着床到胚胎开始发育的早期阶段，是没有任何感觉的，和平时一样，只有极少数人有一些轻微的变化，比如，稍微疲劳、睡眠不好，甚至有些有恶心之类，个别基础体温曲线可能显示在持续高温 5 ~ 7 天后突然有点下降，网友传为"着床降温"，其实都只是个别现象，反而不少女性会把这种个别现象当成普遍现象，导致自己产生很多困惑或纠结，甚至形成一种排卵后追求"疲劳感""失眠感""着床降温感"的不正常心理行为，增加怀孕的难度。

因为卵泡啊、着床啊之类的问题引发的喜怒哀乐的故事还有不少。

有一个外地的患有多囊卵巢综合征的朋友，我给她促排治疗，卵泡长到 30mm 没破，当地医生说本周期别指望了，她绝望地和我汇报监测结果。我说没理由证明你没指望，建议放松点去 AA 吧。结果就是那个月中了，现在孩子已经 1 岁了。

更为叹息和伤感的是另一位朋友：本来已经是怀孕了（当月监测卵泡是 23mm×15mm），但是不知从哪里听到的信息，说卵泡不圆怀孕了孩子生出来是不健康的，因此把孩子打掉了，因为这次的流产，从此让她走上艰辛的求孕之路，转了几圈后到了第九诊室，确诊为内膜损伤，经过中西药治疗没效，后来又做了 2 次试管也没成功。

"叶哥，这样的事情也有啊？"阿梅不解地问。

"唉！多着呢！"每当提到这些活生生的案例，作为医生，会为成功的女性而开心，为遭遇坎坷艰辛的女性感到内心的酸楚。

"阿梅，我看你的 B 超检查和体温表，你也有一个月因为卵泡不够圆而不同房，其实不应该的。虽然你的卵巢功能有点下降，但是排卵还是正常的，别再因为卵泡大点小点圆点扁点而纠结不清了，不管大小圆扁，只要有就去试孕。"

阿梅用力地点了点头。

集中兵力连续作战只会导致放空枪

说完卵泡，我开始说第二个人们常犯的 AA 错误。

"阿梅阿强，不妨再讲个故事给你们听。2006 年夏天，我的一位病人在一次看完开好药方后有些害羞地问我：'叶大夫，有个问题不知能不能咨询一下？'我说当然可以，她又说：'叶大夫，哎，其实也没啥问题。'欲言又止。

"我估计应该是比较难以启齿的问题，就微笑着鼓励她说出来。

"'叶大夫，我就是想顺便问一下，我和老公 AA 后都感到很累，每次老公都要请几天假休息，不知是不是需要开点药调理呢？'

"这个可是大事，AA 是一项体力活，她老公这样疲劳，可是要注意心脏之类的问题，我告诉她，建议她老公去看看内科大夫，查查。但是她又告诉我：'其实我老公原来是运动员，没有 AA 时其实很好的，精神体力都不错。'

"我就纳闷了，AA 一次两次对于一位 30 来岁的男性并不会消耗到如此疲劳的地步。

"再进一步了解，我哑然失笑，她说着说着也就没有顾虑了：'叶大夫，其实我们平时都不 AA 的，每当到了排卵期前后那几天，我们就不停地去 AA，有时每天三四次都有。'

"我的老天，每天算 3 次，3 天的话就是连续 9 次，即使是公牛，也顶不住的！我对她说：'哇噻！你老公还真是强大。'

"'强大啥，弄完了都请 2 天假在家歇着呢。'"

"哈哈哈！"阿梅阿强都笑了，"叶哥，她怀了没有？"

"怀了，不过是后来的事，他俩啊，就是听了原来某位医生的建议：平时不要同房，在排卵前后集中兵力，冲啊！

"我给她建议，从此别再这样干活了，怀孕几率不会增加的，时间长了反而影响性欲和健康。我叫他们恢复以前 AA 的随意性，3 个月后怀孕了。"

"你俩啊，也这样弄过吧？"我笑笑问阿梅。

阿梅低着头，阿强表情尴尬。

我知道，从刚才的故事中他们已经明白什么了。

在战场上，确实可以集中兵力，对敌进行各个击破，争取胜利。但是，生育问题上，却万不能采用兵法上的战略，因为夫妻的 AA 不是敌对的，不需要去击破对方，而是要创造和谐的良机并从中去体验心身的欢愉；还有，精子在生殖道里的存储是有一定的数量的，连续排精 3 次后，精液中精子已经很少了。有研究资料表明，如果每天都 AA 并射精，精子的密度和数量就会明显下降，精子的生存率及活性也会下降，精子在女性生殖道的行进速度和动力也就会随之明显下降，与卵子相会的后劲将显得不充足，反而降低怀孕的机会。因此每次射精后都需要一段时间后才能重新存储新的精子。所以为了怀孕而采取连续作战的方法，从医学角度讲是不可能做到集中兵力的，集中兵力的想法是很理想，实际却是放了几枪后，接着全都是放空枪而已。更加重要的一点是，过频 AA 除了会导致弱精外，还可能因此让女性产生一种叫作"抗精子抗体"的东西！从本质上讲，精子和精液对于女性来说都是一种异物，含有高度敏感的抗原物质，过多的、过频的 AA，会产生大量的精液，这些抗原物质会麻痹女性的生殖道认可能力，当形成抗精子抗体后，每次同房后射在阴道内的精子将被默认为异物，从而启动女性的防御功能，就像发现敌人入侵一样，军队立刻出动，拒敌于国门之外。这样一来要想怀孕当然困难啦。

所以，为了怀孕机会高些，千万别集中兵力！

此外还有另一个重要的因素就是，如果长时间禁欲不 AA，精子在体内存储时间过长，会影响其活力，出现畸形精子或者死精过多，这也是精子检查前为何要禁欲 3～7 天的原因。

精子是在睾丸中制造的原产品，是没有任何能力受精的，必须在附睾这个男性最宝贵的"仓库"中保存一段时间后，才能使精子变成成熟的种子。科学研究证明，如果精子长期储存在"仓库"中不排出，会导致精子的老化和运动能力下降，从而失去受精能力。另外的研究表明，早期的流产中，有一部分是因为长期储存在"仓库"中的精子的染色体变异而引起。所以，从生育角度看，精子不能在"仓库"存得太久！

另外，射精是一个复杂的生理过程，精子从"仓库"出来后，还需要经过男性的很多关卡，包括输精管、精囊腺、射精管、尿道、阴茎，这个过程混集了各个地方的分泌物（精液）最后射出。如果长时间不射精，这些分泌物的性状也会改变，变成不利于精子获得能力的物质，从而影响精子在女性生殖道内的向前运动能力，进而影响受精。

所以，不管是否有排卵不好，不管是否接受医生的促排治疗，也不管是否夫妻都像牛一样壮，建议月经干净后就可以随意同房，不需要刻意去挑选时间，如果有促排卵治疗需要监测的，只要排卵前后有一次同房就可以了。

说到这儿，不妨再说说另一件趣事。2007 年，从粤北山区来广州看不孕的某年轻山村老师，从提包拿出一张皱皱的体温表，上面除了经期那几天，连续 22 天都是 AA 的标识——A 一次一个圈，22 个圈啊！

我惊讶："哇噻，你夫妻俩还真强大啊！"她说："呵呵，叶医生，我们山区晚上没啥活动，太阳下了山静悄悄的没啥好玩，我们就上床玩这个。"后来她上了 Q 群，也把这张体温表弄上去给其他姐妹看看，刚好这个月她竟然怀孕了，于是群上的姐妹们都把这张体温表下载，说要学习学习，也要给自己老公看看人家老公有多牛。我刚好也在线，就笑着和她们说，别这样了，AA 这件事要因人因时而异，千万别拿来和别人对照，一点都勉强不得。

这位年轻的老师的宝宝今年可以上小学了。

当把 AA 当成玩儿而不是任务时，好孕就离你不远了。

"阿梅阿强，怎样，还集中兵力吗？"

"呵呵，叶哥，你还真逗。"

AA 体位问题是最大的忽悠

讲完了内在的卵泡和精子，还有个外在的问题需要厘清。

"还有一个问题，有关 AA 体位问题，这个是最大的忽悠。当然这也不怪大家，因为不少医生也会建议想怀孕的人采用这个体位那个体位，你们看看诊室外面的宣传栏，也是这样写着：同房后可以垫高臀部，增加怀孕的机会。"

"叶哥，这个宣传栏我们上次复诊时也看了，所以回去 AA 后也垫高屁股，难道不对吗？"

"当然不对，同房后垫高屁股纯属一种想当然的看法而已，认为这样可以让子宫颈泡在精液中，目的是为了让精液在阴道停留时间长点，让多点精子进入子宫。但是实际上懂点解剖和生理知识的都知道，包括给你建议的医生也知道，需要多少的精液量才能实现如此的良好想法呢？

"正常人类男性一次射精量大约在 2 ~ 5ml 之间，按照 5ml 计算，一滴不漏地全排在阴道里，最多也就是给宫颈表面涂抹了一层精液而已，那么需要多少精液量才能实现宫颈泡在精液中呢？估计至少需要 20ml 或者以上！但是人类有哪位哥们儿一次射精能有 20ml？除非是大象或者公牛！"

"哈哈哈，叶哥，你还真逗。"阿强忍不住笑了。

"叶哥，那不垫高的话，不就全都流出来了？"阿梅追问道。

很多女性都有与阿梅一样的看法，认为为了怀孕就不能让精液流出来。

射精的刹那间，已经有数千万条精子布满了阴道壁，布满了宫颈表面，而精子进入子宫的数量完全取决于精子的动力和自身的活性，惰性的没有动力的大量精子是进不去子宫的，能进去的都是精兵强将，即使一次射精量再多，也就只有几百条最强壮的精子能到达子宫而已，所以，只要精子质量好，管你垫不垫高屁股，都是一样的结果。当然，如果你觉得垫高屁股这个举动确实给你带来了愉快的心情，那就可以大胆地去垫高，但是貌似没有多少位女性可以从AA后垫高屁股中获得轻松愉快的感觉。

另外，从卫生和保健的角度讲，在AA后应该尽早起床上洗手间，减少泌尿道和生殖道炎症的发生机会。

精液在阴道里停留多久，与怀孕容不容易无关，所以毫无意义，反而会增加女性患上生殖道炎症的机会。

大约2006年春天，一位叫阿娴的诊断患有多囊卵巢综合征的妹子在第九诊室看了半年了，有一次看完诊后，她有点不好意思地问："叶哥，有个问题一直想问你，不知如何启口。"

"没事，什么问题我都可以回答你，只要我懂的。"我肯定地回答她。

"呵、噫、哎！还是不说吧。"她还真的有口难言。

作为她的主治医生，充分沟通、了解病人的内心是很有必要的，有时心病必须用心药处理。经过我的鼓励，她还是说出了问题所在。

"叶哥，其实也不是什么大问题，我和老公每次AA后都很累，不知有什么办法改善？"

夫妻性生活其实也是一种消耗能量的运动，按照初步估计，每次性交大约相当于中等速度跑完 3000 米，如果感到疲劳，就需要歇歇，暂缓 AA。

"阿娴，如果疲劳，就别 AA 了。"我给她建议。

"可是，我们不同房就不会疲劳的，精神体力好得很。"阿娴继续说。

"哦，咋回事？具体点可以吗？"轮到我困惑了。

原来，因为她是有排卵障碍的，经常需要促排卵治疗，所以客观上已经让她不得不选择时间去同房，她和阿梅一样也是采用集中兵力的做法，但是更加让她和她老公操心和努力去做的是，每次同房全都是采用后进式的体位，阿娴基本没有任何舒服的感觉，更加离谱的是，他们把垫高屁股的做法发挥到了极致，每次 AA 后立刻倒立 20 分钟到半小时！阿娴不是体操或者武术运动员，用手撑着倒立自己做不到，咋办？就由老公拧着她双脚帮忙阿娴倒立着！

"哈哈哈！你们，你们……"听了阿娴讲述后，我忍不住笑了。

"阿娴，别这样做了，难怪你们 AA 后会疲劳，"我边笑着边说，"这样倒立法能不能增加怀孕机会暂且不说，我想啊，一段时间后，你倒能练成绝世武功—指禅了。"

估计像阿娴夫妻这样做这个难度系数很高的动作的人不多吧，但确实真有苦苦求子的人冒着扭着脖子的风险倒立，她们认为倒立可以助孕，与同房后垫高臀部的考虑相同，也是担心阴茎抽走时大部分精液会流走而造成损失，降低受孕率。她们认为倒立的姿势更可以利用地心引力，创造出让精子最不费力就能顺利游进子宫的有利条件。

精子到达输卵管与卵子结合只需要很短时间，但可以说是要经过重重关卡，阴道的酸碱度、宫颈黏液、子宫—输卵管连接部，甚至孕酮也会影响精子的输送，机制是非常复杂的，任何一个环节出了问题，都可能让精子全军覆没，远非增加一个小小的地心引力就能怀孕成功的。

我把精液精子如何进入子宫的知识告诉了她。

临走时她说："叶哥，我以后再也不练一指禅功了，呵呵呵。"在停止练"一指禅神功"后 4 个月，阿娴怀上了。

"哈哈哈！"阿梅夫妇听完后，也大笑。

"不过，叶哥，各种宣传不是说趴着 AA 怀孕机会高吗？"看来阿梅看了不少这样的"知识"，问题一个接着一个。

"趴着 AA，怀孕机会高不高先别管，你觉得舒服吗？"我没有直接回答她。

"当然难受啊，还经常感到痛。"

"那就是了，既然不舒服，那么很平常很随意的 AA 这件事情，就别这样刻意了。"我接着向他们解释了有关 AA 的一些问题。

究竟采用哪种体位能增加怀孕的机会呢？这是很多有生育考虑的人经常想知道的问题。

人类性交的目的是为了生殖，也是为了爱情和婚姻的稳定和幸福。事实上并不存在一种能够适合所有男女的性交体位，那些相爱很深、不保守的夫妇，性生活就会很有乐趣，他们可以尝试选择适合他们心情、身体情况的多种体位。学习一些性交姿势可以打破单调，帮助维持双方之间的性趣，增进双方感情，亦可以使身体有不适、疼痛、残疾等的人享受他们应该有的性乐趣。常用的几种体位有：

1. 男上女下。这是最古老、最普遍的性交体位，在西方被称为"传教士式"，我国古代称为"龙翻"。在一份外国调查报告中指出，约 70% 的女性在一生中只采用这种姿势。

2. 女上式。在古代文明中亦是常见的，反倒是现代一些人，认为这么一来就把阴阳自然规律颠倒了，好像丈夫成了从属角色，这种认识是不对的。在女性偏于瘦小或女性无性高潮，或男方有早泄、阳痿情况下更适于这种体位。

3. 侧位式。这种体位因为不用负担对方的体重，故双方都很轻松，并且双方身体更易密切接触。这种方式适合男方早泄者，对老年、劳累、高矮不称亦比较适合。

4. 站位。这种方式往往是仓促而不太舒服的。

5. 后进入式。对男方有更大的刺激。根据资料，有相当一部分女性并不喜欢这种方式。（因为有传统的认识，连不少医生也认为后进式对增加子宫后位的女性怀孕几率有帮助，才诞生了各种各样哭笑不得的趣事。）

性交方式有很多，每种体位亦有很多变化，但并没有证据证明能不能怀上与体位有任何关系，既往的知识是一种想当然的思维，只要双方满意，男方在阴道里射精，不管哪种体位，受孕的机会是一样的！

还有很重要的一点，人类的正常性交是带有情感的，没有情感的性交只能说是动物的本能。对于怀孕来说，除了性器官的接触，夫妻之间的情感交流也是非常重要的影响因素。

希望有生育考虑的人，大胆地、自然地去享受夫妻之间的性事带来的乐趣吧，什么体位、什么次数、什么集中兵力、什么时间、什么垫高屁股、什么倒立……通通都是浮云！

当 AA 套上生育的枷锁，即使脱掉枷锁，也会留下枷锁的痕迹。

当 AA 不套上枷锁，依然是人类社会的一种自然，而自然蕴含着无限生机！

不知不觉已经是晚上 9 点了，虽然这次看诊花了较长时间，但经过充分沟通交流，阿梅阿强终于放下心头的疑惑，笑着离开诊室，回家了。家，是每个人温馨的港湾，我也要下班回我的家了。

走出医院门口，飘落下牛毛般的细雨，昏黄的街灯下，淋淋漓漓，迷迷蒙蒙，微风拂过，便斜斜地飞舞，给悄然复苏的万物又笼上了一层朦胧的细纱。细雨带来些清新的气息，像薄荷的清香，更像一个温柔的女人，向刚经历过冷酷冬天的人们轻诉着春的柔情。

奥运年的春天确实来临了。

02

安胎首先是安心

六七月的羊城已经是酷热难挨，站着不动也会不断地流汗，诊室有中央空调，但是有时也会罢工，罢工那天可就悲催了！妇科候诊室每天都是那么地热闹，有时甚至可以用人山人海来形容。

从 6 月份复诊开始，阿梅每次进来诊室都带着 2 瓶水，一瓶给我，一瓶给助手。她说："叶哥，没有别的意思，天气炎热了，就看着你们几个小时都不起来上个洗手间，辛苦，多喝点水吧，就当喝水是休息一会儿。"

其实，我们自己都带着水，诊室外候诊大厅也有开水提供的。

阿梅很理解我们的工作，她是外地的，有时挂的号比较靠后，就老老实实等到轮到时再进来，有时提前进来也都是把水轻轻放下又出去外面等待。后来每当她复诊拿着水走进来时，我都只对她微笑一下，也不需要说谢谢了。

不知道这样算不算给医生送礼或者算不算医生收礼呢？为此还特地问过医院党办，回复：不属于接受礼物。

但是，即使是两瓶水，我认为也是很贵重的礼物。

孕酮与 HCG 数值里的玄机

转眼间阿梅手术已经过去 8 个月了，但她还是没有怀上。虽然她表面貌似轻松，但是言谈举止间还是暴露出了内心的忧虑和着急。

我重新翻阅了阿梅的整本病历，因为她是外地的，基本都是每个月复诊一次。

我问阿梅：如果每周复诊，能否做到？

阿梅回复：叶哥，我都没有工作，每周看一次没问题的。

我决定给她重新制订治疗方案：中药方不再采用每个月开一次的做法，而是每周按照月经周期的不同时候有所调整，同时建议阿梅接受针灸治疗，并给她适当进行体育运动的建议。

针灸技术，也是中医的宝贝之一，在调经助孕止痛上，效果还是可以的，只是因为一些客观因素，有时难以把针灸运用到妇科临床上来。

因为针灸治疗不可能和开中药一样，一次可以开半个月甚至 1 个月，针灸治疗一般每周 2 ~ 3 次，至少也需要每周 1 次，阿梅之前都是每个月看诊一次，就没有给她针灸的建议，既然现在可以每周看一次，完全可以结合针灸治疗了。

运动对于生育作用也是很大的。运动可以促进盆腔的血液循环，更重要的是还可以让人放松心情，但是要注意运动方式的选择，不然也可能适得其反。对于阿梅，本身是开朗的性格，因为生育障碍才让她出现情绪压抑，我建议她采用每周 2 次跑步（阳性运动）和 2 次瑜伽（阴性运动）相结合的方式，并且坚持下去。

除此之外，虽然天气炎热，我也给阿梅增加了一种辅助治疗：泡脚。

用简单的几味中药煮煮水，睡前泡一下脚，改善脚底血液循环，帮助睡眠。至于药方最好因人而异。冬天水温要热些，夏天就千万别热，有点温温之感即可，以免导致出汗过多，反而影响睡眠。

按照我的建议，此后阿梅每次复诊都先去针灸科接受针灸治疗，运动也成了她日常生活的一部分，一个月过去了，我发觉阿梅的脸上再没有写着忧郁和着急这几个字了，运动让她的气色变得红润。她去做瑜伽，认识了不少新朋友，人也重新变得开朗起来。除了月经期，阿梅一直采纳我的运动建议，这样坚持了 2 个月，随着奥运会即将开幕，我们的运动热情也更加高涨。

如火如荼的奥运会比赛让我们陶醉，每天谈论得最多的就是，我们又拿了多少金牌。快乐轻松的日子总是过得很快，2008 年 8 月 24 日，奥运会即将胜利闭幕，我想着今天不用出诊，开幕式因为值班看不到，这回闭幕式应该可以看现场直播了。多日的熬夜让我嗓子沙哑、喉咙疼痛，加上这天上午没有手术，就到医院南楼拿职工记账单给自己开点药。

走到南楼门口，出现了故事开头的那一幕：我被阿梅在医院门口紧紧抱住了！

待阿梅放开我后，她从每次看病都带着的挎包中拿出一叠早孕试纸，一边手抖着，一边声音发抖着说："叶哥，这是我们昨晚验的，你看，我是不是中队长了？"

老天！20 条早孕试纸！每条都是两杠，确实中了！

"呵呵，你们验一次就够了，验那么多条干啥？"我不解。

"叶哥，我们昨晚一夜未睡，我每小时拉一次小便就和老公验一次，我们都没睡意，传说中的中队长终于出现了，看着一条条试纸出现两杠红，我俩越看越兴奋，本来想昨晚就给你电话，但怕影响你休息，所以一早就赶来找你。"

"哈哈哈，你们啊，呵呵……"我这时除了笑之外，也只能继续笑了。

"叶哥，不过早上出现了一点褐色分泌物，不知严重不？"阿梅突然又脸色沉了下来。

"这个属于先兆流产范围，加上你原来有子宫内膜异位症、卵巢功能减退，要保胎治疗，因为你们是外地的，可以选择在当地检查治疗，也可以今天就住院，如果在我们这里住院，我立刻给你安排床位。"其实，还有一个要面对的问题，就是宫外孕，因为阿梅也有盆腔粘连、输卵管炎，怀孕了确实有宫外孕的可能，只是我现在还不能告诉她，因为宫外孕的诊断还需一段时间，也需要做进一步的检查。现在就让这对小夫妻能有多快乐就多快乐。

"叶哥，我们就住院安胎，谢谢您！"看得出他们一宿未眠，却一点都不疲劳，那个亢奋啊！我心里暗暗祈祷，希望老天有眼，千万不要是宫外孕！我立刻给她安排了 19 号病床。

8 月 25 日，住院后第二天，常规检查抽血结果显示：HCG 值 102.3 IU/L，孕酮 12.4ng/ml。确认确实怀孕了，按照阿梅的月经时间，最后一次月经是 7 月 22 日，也就是停经 35 天（医学上计算怀孕的时间都是从最后一次月经来潮的第一天开始算，而不是按照排卵期同房的时间去计算，除非个别很特殊情况的才例外）。所以阿梅已经怀孕 5 周了。

按照这第一次数值看，并不理想，阿梅知道结果后，有点郁闷了，问我咋办。

在胚囊着床后，身体就开始分泌 HCG（绒毛膜促性腺激素）了，而排卵后的黄体变成妊娠黄体，开始产生妊娠孕酮，所以通过监测 HCG 和孕酮的水平变化可以初步判断早期怀孕的情况。

　　一般孕酮在怀孕后会维持较高水平，但是不会有很大的波动，这与下面要讲到的 HCG 不一样，只要波动是在正常范围之内，都不需要担心，怀孕 6 周前，胚胎的发育动力主要依靠孕酮的作用，所以对于孕酮基础不好的，比如子宫内膜异位症、功能失调性子宫出血等等这些疾病患者来说，在孕后尽早补充孕酮是必要的。孕酮最重要的一次检查就是怀孕后的第一次抽血检查，可以认为是孕酮的基础值，只要这个值可以，接下去其实就不需要再测了。很多女性一旦怀孕后，每次查到孕酮有点下降就紧张兮兮，担心流产，这是完全没有必要的。在母体基础状态不好，或者发生宫外孕情况时，孕酮的水平会稍低甚至很低，但是需要结合 HCG 值才能比较理智地判断。至于孕后黄体酮需要补充到什么时候，其实没有绝对的标准，只要病情需要，整个妊娠期都可以使用。

　　孕期的 6 ~ 8 周是个敏感时期，很多流产、胎停都是发生在这个时期。这个时期可以说是孕酮和 HCG 的功能转交阶段，8 周后胚胎的发育基本就依靠 HCG 的功能了，6 ~ 8 周时两者共同起作用，如果接力棒没有交接好，就可能出现意外。所以，这个时期属于敏感时期。

　　HCG 在孕早期会呈快速上涨状态，一般 6 周前，平均每 48 小时会增加一倍，呈几何性增长，比如今天 HCG 为 100，那么隔一天后应该就是 200 或更高，再隔一天后就是 400，接着 800、1600……但是到了 6 周后，这种增长速度就不会像早期一样呈几何倍数了，增长的现象会持续到孕 10 周，一般 8 周左右是 HCG 值的最高峰期，8~10 周会处于一个稳定期，也可以稍微有些上涨，到了 10 周，HCG 值基本不再上涨而是稳定状态，到了 11 周就开始下降，慢慢地被胎盘功能所代替。

　　知道了这些基本变化，我们就可以从中判断妊娠的大致情况：如果早期孕酮基础值很低、HCG 也涨得慢，没有像上述那样呈几何倍数上涨甚至只是稍微上升一点，那么就需要考虑宫外孕的可能；如果孕酮水平处于正常低值或低于正常，HCG 值涨得不快，翻倍慢，那么就需要考虑胚胎发育慢的问题；如果孕酮处于高值、HCG 快速增长，那么就属于宫内的。但这不是绝对的，也有例外会出现。

一位患有不孕症的女性，因为有内膜异位症，怀孕后早期出现流血而住院安胎，检查 HCG 值快速增长，孕 35 天 6000 多，孕 40 天 40000 多，孕 45 天 70000 多，孕酮 80 多，这样看来应该是宫内的，并且估计胎也是好的。就在准备进行 B 超确定的前一晚，突然出现了下腹剧痛，很快面色苍白，当班医生确定为宫外孕破裂引发内出血，立刻手术，发现腹腔内出血 2000ml，右侧输卵管可见妊娠胚芽，是宫外孕的活胎！幸亏及时的手术挽救了生命。

所以不管什么样的女性，一旦确认怀孕，建议都先抽血检查 HCG 和孕酮值后去医院找医生当面咨询，千万不要自己去判断，但是你一定要表达你对生育的态度是随意还是强烈！

即使保胎没成功，至少不会事后后悔

阿梅的结果确实不太理想，难怪她知道结果后并不像刚知道怀孕时在门诊紧抱我那样开心了。

按照目前流行的观点，出现这种情况时最常见的做法就是不做处理，继续等待几天后再次抽血看结果，虽然有点出血，也不保胎，顺其自然！原因有三：适者生存，好的自然好不需保；数值不好没有保胎的意义；不能排除宫外孕所以不能保胎！

这样的做法表面看来好像很有道理，但是我认为更多是出于医生对自己的保护，而过度地保护自己，将以病人的利益受损为代价。当然这也只是我自己的看法而已。

如果阿梅的主治医生不是我，估计接受的将是上述医学处理：等，不做任何的保胎治疗。但是，我认为这样一来就太可惜了，作为医生，如果我连一点冒险的勇气都没有，我不如改行卖凉茶去。

究竟哪种人需要保胎呢？一句话，我认为只要有生育障碍的人一旦怀孕都需要保胎！在这其中，子宫内膜异位症的人或者内分泌失调的人，更是需要保胎的重点对象。子宫内膜异位症除了会严重影响怀孕，对于好不容易怀孕了的，也经常会导致胎停，这点可能很多医生没有考虑到，只有眼睁睁地看着很多好不容易怀孕的内异症女性流产了。按照我的经验和统计，内异症早期发生胎停的机会是 20% ～ 30%！远远高于其他非先天原因的流产因素。所以，建议有内膜异位症的女性怀孕后尽早保胎治疗。

阿梅得的就是子宫内膜异位症，所以我当然建议要保胎而不是消极等待。

我和阿梅沟通了上述我的看法后，阿梅还是有点不安地问："叶哥，如果胚胎不好，保下来会不会导致发育不正常或者智力不好呢？"

这个问题确实是很多人内心想知道的。

"阿梅，如果胚胎先天不好，如何去保胎也是保不住的。但如果是因为母体的问题而出现流产的征象却死板地当成是先天不好，这对自己很不负责。"

我接着说："特别对于你这样很难怀孕的人来说，在没有确认胚胎不好的情况下，应该积极去安胎。"

曾经一位子宫内膜损伤导致闭经并且有排卵障碍的女性，好不容易怀孕了，在停经 33 天时的 HCG 值只有 30 多，而孕酮只有 3.2ng/ml，从数值看基本可以判断这次怀孕是不可能成功的。我和这位病人沟通，说不需要保胎，因为是不可能成功的。但是，当时她流着泪和我说：

"叶哥，我知道这个数值基本是没的了，生化了（早早期流产的一个名词，叫作生化妊娠），不过我能否要求给我保胎，目的是让我多看几天中队长标识，多少年了，才在今天测到 2 条杠！"

面对这样的要求，我选择了同意保胎，按照常规双方签名，我给她下了保胎的治疗医嘱，吃药、打针、验血和必要时的 B 超检查。

没想到，接下来的每次检查却让人感到不可思议：HCG 值在 1 周后竟然狂涨了，再 3 周后 B 超检查，确认宫内怀孕，活胎！

这位姑娘看到活胎这两个字，高兴得不知日夜，可以用狂喜来形容。她情绪平静后握着我的手，嘴上念念有词："谢谢！谢谢叶哥！"

惭愧惭愧！我的本意是不保胎的，是她自己坚持，我作为医生，只是在判断病情没有危险后，接受了病人的要求并实施，没想到还真的有奇迹。这个宝宝如今已经 1 岁了。如果当时我不给她保胎，而她自己也不坚持听从了我的建议，那么这个宝宝就不可能来到这个世界了。

从此，只要没达到完全绝望，我就会坚持保胎的观点和做法，虽然我是中医，但对于保胎西药（主要是 HCG 针和孕酮）也会经常用到。只要对病人有利，管他什么中医西医！

当然，保胎也不是盲目的，在保胎过程中，需要严密监测 HCG 以及孕酮，适时 B 超检查了解胚胎是否存活，12 周左右进行早期的产科排查检查，中期也有一系列的产检步骤和流程，只要在这个过程中发现有胚胎停育或者畸形情况，就需要及时下胎而不是保胎了。

针对目前情况，我和阿梅阿强沟通。

"今天第一次抽血看，结果并不理想，当然只是第一次检查，并不能完全证明结果就是不好，按照目前医学做法，就是不做处理，期待观察，你们愿意吗？"

"叶哥，按您的意见呢？我们信您，您说如何处理就如何处理。"阿梅说。

"按照我的经验，对于一个有生育障碍的，好不容易才怀上的人，我认为不该消极等待，所以我会建议你们进行保胎治疗，但是有几个问题需要和你们沟通并签名的。"我严肃地回答她。

"叶哥，您说吧。"这回轮到阿强出声了。

"虽然看起来数值不理想，但是如果就此消极处理，我觉得很可惜，因为我经历过不少这样的例子，经过积极保胎治疗，最后都能生下健康的宝宝。"

我停顿一下，接着说：

"但是，现在面临的问题是，如果是宫内的，保胎也不一定保得住，如果胚胎确实先天不好，再如何保也是会流掉的，所以也需要有思想准备。

"还有，按照这个数值，现在也无法排除宫外孕，只能等待几天后才可能做出判断，如果是宫外孕，那么就肯定不能保胎而是要杀胎，但是万一是宫内的呢，不保胎最后真的流掉了，那不是很遗憾？

"所以，我建议保胎治疗，我签字，你们也签字，我们一起承担风险。"

我看到阿梅流泪了，可以理解，好不容易怀孕了，却又面临艰难的选择。

"叶哥，我能不能冒昧问您一个问题？"阿强突然冒出一句。

"当然可以，说吧，没事。"我微笑地鼓励他。

没想到他提出的问题让我至今难忘，也因为这个问题，改变了以后我行医和教学的理念，也成了我后来教育学生的经典口头禅。阿强，谢谢你给我提出的这个问题！

"叶哥，如果啊，我是说如果，如果现在阿梅是您的太太，您会选择保胎还是等待观察不吃药打针？"哇噻！这样的问题都能想出来，我只能说：阿强，聪明仔！

"哈哈哈，哥们儿，首先，阿梅是你的太太而不是别人的太太，不过呢，如果真的是我太太也是目前这样的话，我当然选择保胎，尽力了即使最后不成功，至少对得起自己啊。

"还有啊，虽然你们不是我的亲戚，但是我们至少也是朋友，我会把阿梅当成我的亲妹看待。"

听到这话周围病床的 2 个病人都笑着说："我们都是叶哥的妹妹啊。"

"不好意思不好意思，叶哥，谢谢您！那就按照您的建议，梅，你说呢？"阿强笑着问阿梅。

"叶哥，我知道您内心早就把我们当妹了，阿强乱说，您别介意啊。"阿梅有点尴尬。

接下来，医患坦诚地在治疗同意书上签字，接受保胎治疗：中药、打 HCG 针和黄体酮针。

在接下来的保胎日子里，阿梅的护垫上间断出现了少许的浅褐色分泌物，或者有下腹隐痛、腰骶酸痛等，这些在医学上属于先兆流产的症状。

我知道，如果是早期宫外孕，也一样会出现类似的情况，所以早期是不可能从一般的不舒服去判断宫内宫外的，需要等待，再等待，这个过程中医生会过 3～5 天检查一次血 HCG 值去判断，适当时候再配合超声波检查就可以明确。

我交代需要卧床休息，按照医院的规定，阿梅的情况是不允许阿强在这儿陪护的，但是我违反了规定，同意阿强陪护，规定是死的，人是活的，又不是偷鸡摸狗的事情，干吗要那么死板呢？

虽然让阿强陪护违反了医院的规定，但也从中看到了夫妻之间的真挚情意以及在困难面前携手共进的决心。在阿梅住院安胎的时间里，阿强成了病房里好男人、好丈夫的典型。

每天早上，他给阿梅端来热水，在床边拧着粉红色小毛巾帮阿梅洗脸，给阿梅倒刷牙水，轻手轻脚扶着阿梅上洗手间，晚上轻轻地给阿梅盖被子。更为温馨的一幕是，有时营养室的汤比较热，阿强就像喂孩子一样，用汤匙盛了汤后，一边轻轻地甩着头，一边用嘴轻轻地吹，有时也会用舌头舔一下确认不烫了，再喂给阿梅吃。

说实在的，看到他们夫妻关系这么好，我看着也有点妒忌，有时开玩笑说："阿强啊，我觉得你就像你妈，而阿梅就是小时候还穿着开裆裤的那个你，哈哈哈！"说得阿强也有点不好意思。

他们夫妻俩很配合治疗，也很理解我们医护人员的工作，他们和病房的护士姑娘们也都成了好朋友，毕竟都是年轻人啊。

排除宫外孕后才算真正的好孕

对阿梅来说，等待的每一分钟都可以用度日如年来形容。

8月27日，第二次抽血，因为已经使用了黄体酮针，这次只抽血看看HCG增长情况，数值为550 IU/L，如果按照宫内妊娠HCG变化来说，增长得还算正常，阿梅看到了希望，继续保胎治疗。

8月30日，已经是停经40天了，建议抽血和B超一起做。按照正常情况，估计可以判断宫内还是宫外孕了。检查结果，HCG3120 IU/L，彩色B超提示，子宫稍大，子宫内膜14mm，宫内未见妊娠囊，右侧妇检区见20mm×25mm的液性暗区。

看到这样的结果，阿梅不淡定了，赶紧找我，等我到了病床前，发现阿梅正流着泪，阿强也表情淡漠地站着。

"叶哥，刚才有位实习生说，我可能是宫外孕，真的吗？会大出血吗？会没命吗？"阿梅连珠炮般地问。

说实在的，这个时候考虑有宫外孕可能完全正确，但是既然宫内外都没看到胚胎，宫内的也一样有可能。

这里，就不得不说说孕期 B 超检查问题。网上有关 B 超检查对胎儿有影响的说法令很多人无所适从，有一些医生也会说，做多了 B 超不好。但是什么叫"做多"？做多少次才算多？这个就没人说得出了。B 超其实是一种无创的非常安全的孕期检查方法，作为一种检查手段，也具有潜在的不良影响，但是这个不良影响与你每天使用电脑、使用手机的影响是一样的，所以首先应该消除对于 B 超检查的顾虑。

当然，即使再安全也不需要每天都做 B 超，一般建议这样安排：孕 5 ~ 6周做一次，排除宫外孕；孕 7 ~ 8 周做一次，确定是否活胎；孕 12 周左右做一次产前的第一次 B 超，进行初期畸形排查；孕 24 周左右做一次三维彩超，了解这时宫内胎儿、胎盘、羊水等情况；到孕晚期再选择适当时候做 B 超，为分娩做准备。

曾经有位 28 岁的外地姑娘，因为曾经得过生殖道感染，半年不避孕没有怀孕前来求医，经过治疗后怀孕了，因为路途遥远，不方便来广州复诊，我交代可在当地检查 HCG 及孕酮，并叮嘱一定要尽早合适时把 B 超也做了，目的是排除宫外孕。但是因为她抽血的指标很正常，当地医生说不需要 B 超，等 2 个月时再看看胎心就可以，并且说早期做 B 超会影响胎儿。就这样，等到孕 7 周，终于出问题了。那天晚上 9 点多，她突然给我打电话，说下腹突然很痛，还有恶心呕吐。我叫她立刻到当地医院挂急诊，结果证明是宫外孕破裂引起腹腔内大量出血，等到做完各种检查，她已经接近休克了，手术结果证实腹腔内出血3000ml！如果她再耽误半个小时，可能连命也没有了。

目前发生宫外孕的确实太多了，我有数字为证：22 年前我毕业刚做医生时，所在医院每年的宫外孕总数只有十几例而已；现在呢？一个月就经常有几十例，最高的一个月竟然有 60 例宫外孕住院治疗！由此可以想象目前宫外孕的发生率有多高！所以，孕早期的 B 超排除宫外孕检查是必需的，也是明智的决定。

当然，像阿梅这样，宫内外都没看到妊娠囊的病例也不少，需要医生去帮助病人选择和提供指导。

我安慰阿梅，并且告诉她，按照 HCG 数值看，上升是不错的，但是由于子宫内膜有 14mm，宫外那个小泡泡应该不属于妊娠囊，而是其他的生理性囊肿，目前已经有 3 天没出血，也没有别的不舒服，我认为还是宫内更有可能，希望她调整好心情继续等待，以免心情不好，万一真的是宫内的，也会影响胚胎的。另外，即使万一是宫外孕的话，现在住着院，也基本不会有危险的，经过及时处理也可以很快恢复。

"叶哥，那到底什么时候可以知道啊，等待的日子很难熬的。"阿梅抹干眼泪问。

"我理解，等待的日子确实不好受，但是也只能等待，其实，你们难受，叶哥也不好受，因为你们有问题可以找我，我又找谁啊，最后还不是我来判断和决定？等吧，我认为有机会的。"

阿梅看到我有信心，也就有了继续等待的信心。保胎的日子继续进行着。病房的护士美女们也都经常讲一些和她情况类似但最后都成功了的病例给她听，缓解了阿梅的思想负担。

虽然保存希望继续安胎，但是看得出阿梅内心的紧张与着急，虽然每次查房她都尽量表现淡定，眼神却依然流露出对未来日子的忧虑，一是担心宫外孕，二是担心宫内的流产。

这种心情完全可以理解，换成是我，也会这样，但是长时间的阴暗心情对怀孕会有不良影响。

9月3日，我查房发现阿梅流过眼泪，我问：

"阿梅，干吗呢？不舒服？"

"叶哥，没事的，我只是看到隔壁病房那个姐姐，我忍不住流泪。"阿梅说得并不轻松。

隔壁病房的是一位30来岁的少妇，平时啥事都没有，常规体检发现肚子有个肿物，不痛不痒，只是比较大，手术中才发现已经是卵巢癌晚期，这次住院是进行第4次化疗，头发已经掉光了。

"阿梅，你和她聊过？"

"是的，昨晚她来串门，我们竟然是老乡，我为她感到伤感，又想到自己的事也这么折磨人，有些难受。"阿梅眼睛又有点红了。

"那你应该知道她是一位乐观坚强的姐姐啊，不觉得吗？"我反问阿梅。这个少妇开始时郁闷透顶，想到晚期癌症就想到生命结束，非常的悲观，不过很快她就调整过来，坦然接受现实并积极治疗，还经常劝解其他内心郁闷的病友。

"是啊，她是很乐观，和我聊天还常笑着。"

"阿梅，我记得很久之前和你讲过有一位也是癌症的病人，你记得吗？她说过：与其哭着过一天，干吗不笑着过一天呢？"我继续引导她。

阿梅沉默一会儿，说："记得。"

"呵呵，你看看，即使得了癌症的人，都能这样地乐观面对，你就别郁闷了，并且你的情况并非不好，只是还不能确定而已，放松点，可以多和隔壁这位乐观的老乡聊聊天啊。"我看得出阿梅表情已经轻松点了。

有些人对于怀孕非常敏感，特别是有生育障碍的人，整天担心有啥冬瓜豆腐的，甚至严重影响睡眠，最后也影响正常的妊娠进程。

我们常说，安胎，首先是安心，心若不安，胎何安！

所以安胎其实包含两种意思：一是药物安胎，二是精神安胎，静谧淡定的内心环境，有时甚至比药物还重要。

（阿梅隔壁这位晚期卵巢癌的少妇，经历了 8 个疗程的化疗后，接着进行了长达 2 年的中药治疗，到现在已经 5 年了，每半年一次复查都没发现异常，继续开朗乐观地正常生活工作着。）

9 月 7 日，离上次检查已经有 8 天了，今天再次复查，抽血结果 HCG 已经有 5 万多了，我感觉应该有戏。

但是，如果 B 超检查万一结果不好，不知道阿梅能否面对。刚好那天上午我没有安排手术，决定亲自带阿梅去做 B 超，这次 B 超检查应该是这次保胎的终审判决了，好不好就看这次。我看得出阿梅阿强的心情又是激动又是担心，我们一路慢走一路聊着，我尽量让她放松心情。

"哇噻，叶教授亲自带来做 B 超，你的亲戚啊？"B 超室的同事看到我带着阿梅进来检查，有点不可思议。

阿梅躺在检查床的那刻，我仿佛可以听到她心脏怦怦跳的声音，我发现，她的手也是颤抖着的。

显示屏清晰地显示：阿梅的孕囊在宫内，并且已经见到 6mm 的胚芽，原始的胎心也迸发出生命的强音！

"阿梅，恭喜！"我微笑着轻轻地说。

阿梅不说一句话，但我感到她其实有很多话要说，只是内心汹涌的潮水让她连"谢谢"这两个字也说不出来。

她唰一声从检查床坐起来，裤子都来不及提好，也忘记了我在病房交代的动作要小心，竟然一下子扑到我身上，紧紧地抱着我不放手，比当时在南楼门口那次抱得更紧，眼里当然又是梨花带雨。

B超室的同事惊呆了！我也无法做出任何解释（过后她们开玩笑说：叶老师，我们还以为是你的！）。我没说话，只是轻轻地拉开阿梅，她双眼闪烁着泪花望着我，我突然体会到了什么是深情。

我和她走出检查室，阿强正着急地跺着脚，不安地喘着气等待着。

阿梅一下子又扑向阿强，继续泪如泉涌，一句话也没说，只是哭。

"叶哥，真的是宫外孕？"阿强惊恐地问。

"哈哈哈，阿强，恭喜！你们的宝宝暂时安全地待在你太太的肚子里了。"

夫妻俩竟然就这样在B超室门口放声大哭起来，我穿着工作服，静静地陪着他俩，我想，索性让积累了几年的泪水趁现在流个痛快。

过了一会儿，阿梅用袖口往脸上一抹，改为笑脸，一把眼泪一把鼻涕地说："叶哥，谢谢！谢谢！"

走回病房的路上，这夫妻俩留下一路的笑声。

回到病房，阿梅首先把喜讯告诉同病房的病友，她们一一轻拥，互相祝福。接着走到护士站，把检查结果告诉了值班的护士美眉，她们也给了她同样的祝福。

因为阿梅偶然还是有点出血，所以虽然看到了胎心，也需要继续安胎静养。

9月10日那天下午，我正在出诊，阿梅和阿强突然出现在我面前，阿梅还穿着病人服，一只手拿着一束鲜艳的花，阿强一只手提着一个果篮，另外两只手和以前一样紧紧地拉着，特别是阿强，是用力握着的，仿佛担心阿梅的手会溜走一样。

"你们这是干吗？"我不解地问。

"叶老师，祝您节日快乐！"两口子异口同声笑着对我说，这是阿梅唯一的一次叫我叶老师。

呵呵，原来今天是教师节！我们附属医院的医生都是身兼两职，一边在附属医院做医生，一边还要在大学那边讲课当老师。

没想到阿梅夫妇竟然会给我庆祝教师节，谢谢你们！那束花，是我见过的最美的花束；那个果篮，是我见过的最鲜艳的果篮。

接下来的2周，病房里听到最多的就是阿梅爽朗的笑声，每天，都能听到从19号病床传出来咯咯的笑声。

她已经和我们医护人员都混得很熟了，大家都觉得，怀孕的阿梅比10个月前住院手术的阿梅更加漂亮有味道了。

终于，阿梅平稳安全地度过早孕8周，除了有时有些恶心反胃外，基本都稳定了，我建议阿梅可以出院回家休养。但是阿梅又担心万一回家后恶心呕吐厉害了，怎么办呢？

对于妊娠反应，如何判断是正常的还是属于病理的呢？有几种判断办法，孕妇完全可以自己做出初步判断。

简单的判断办法是：不管吐得多厉害，只要在不吐的时候能吃喝一些食品，而保持一段数个小时不吐，那么这种情况属于正常。如果喝什么吐什么、吃什么吐什么，整天没有一段时间不吐的，那么就需要去医院找医生检查了。如果没有呕吐，但是孕后长期胃口不好，吃不下东西，那么也属于异常，需要去医院检查是否需要治疗。

到医院最简单最有用的检查方法就是查个尿，看看里面是否出现酮体，如果酮体显示阳性，那么就说明因为呕吐或者长期吃不下饭引起了体液代谢的失常，需要补液治疗。酮体阳性程度越高，说明病越重。

除了病情严重需要去找医生治疗以外，正常的孕期准妈妈们也可以通过一些简单的做法来减轻妊娠反应。可以用负压吸中脘的办法：在吃饭前，将负压球囊排尽空气后，吸住中脘穴（肚脐中点与剑突连线的中点，就是中脘穴），等到吃完饭半小时后再取掉球囊，临床有效率60%，方便而安全。

还有，可以把糯米洗干净，泡一个小时水后，用慢火炒熟，以颜色有点焦黄为准，不能炒焦，然后把这些炒熟的糯米当成零食，每一次一小口在嘴里慢慢咀嚼，充分咬烂后再慢慢吞下。

其实很少有人会从早上呕吐到晚上的，孕妇要了解每天哪个时间段反应大，就避开那个时段进食，在反应小的时段再适当少量多餐进食。

"叶哥，不能再住一段时间吗，现在安全了吗？"看得出阿梅还是有点紧张担心，毕竟这次怀孕来之不易。

"现在只是相对安全，抽血指标都挺好的，估计应该安全了，但是不能大意，整个怀孕期都需要细心注意，等你妊娠足月了把宝宝亲手抱在怀里时，才算真的安全了。但是可以出院了。现在已经8周，三四周后可以直接找产科医生开始产检。"我提醒她。

可以出院了？阿梅还在疑惑，按她自己的话，她不想离开这个给她带来希望和实现愿望的地方，我看到她突然拧头看了看四周，眼睛再次湿润了。

"叶哥，能不能再住几天啊，我舍不得你们大家，护士姑娘们都很好。"天啊！还有已经能康复出院却不愿意出院的人。

9月23日早上，交完班后常规查房，阿梅已经一早整理好自己和床铺，还化了点淡妆，我第一次看到化了妆的阿梅，还真的是美。

"阿梅，呵呵，准备好出院了？你今天真美，回去要继续小心啊。"我常规把把脉，看看舌头，再次交代了出院后各种注意事项。

"叶哥，我还有一个小小要求。"感觉阿梅有点不好意思。

"说吧。"

"我能再拥抱您一次吗？"哈哈哈，原来就这个，反正已经被你抱过两次了，不在乎再抱多一次。

"来吧！"我主动张开双臂，轻轻地拍着阿梅的肩膀。这次阿梅没有流泪，但是脸是红的，像初开的桃花一样。

隔壁病房的病友看到此景，也都提出要和我拥抱一下，我一一去被拥抱了。

跟着我查房的年轻大夫和实习生们都乐了，说："叶老师，整天被美女拥抱啊。"

整个病房洋溢着欢乐的气氛。

查完房上手术，直到中午12点才做完回到病房，阿梅竟然还没出院。原来，阿强一定要等到我做完手术和我告别才出院。

免不了一些客气的话语，我把他俩送到电梯口，"再见"这两个字还没说出口，突然，阿强把行李往地上一扔，张开双臂，紧紧把我抱住了！

一个180的大个子把一个168的我拥在怀里，我当时除了震惊和意外，突然产生了一种小鸟依人的感觉！

"阿强，怎回事？"

安静！很安静！

我感觉到肩膀湿了，我轻轻地推开阿强——我练过武功，虽然个子不高，还是有一点蛮力的。

老天！一个大男人，竟然泪流满脸，泪水就像三月里的小雨淅沥沥沥沥沥哗啦啦啦啦啦地滴在我的肩膀上！

我知道，他太激动了，他多年的压抑需要释放，他对阿梅的爱此刻化作了绵绵泪水，流淌在我的肩上。

我没有再推开他，反而用力把他搂过来，紧紧拥抱他，并轻拍他的肩膀："哥们儿，你哭个够吧。"

时空瞬间凝固了。

过了一会儿，阿强终于不流泪了，用手背抹完眼泪，又紧紧握着我的手，终于开口了："叶哥，谢谢你！非常谢谢你！"

我感到他连鼻涕也一起抹在我手上了，但是我并不放手，四只男人的手紧握在一起，我感受到了他内心的真情，也体会到了他对阿梅不离不弃的爱！

接下来的日子，阿梅都算是平安顺利，2009 年 4 月底足月分娩一可爱健康的小天使，从此开始了人生另一段全新的美好旅程。

阿梅没有忘记当时的承诺，在孩子 3 个月大时，她冒着酷暑，抱着宝宝专程从清远来诊室看望我，还真的带来了一大篮冒着热气的红鸡蛋！

第三章

打赢这场妇科疾病的遭遇战

医生的责任是除了告诉你这样那样之外，更重要的是还要给你讲明各种选择的好处与坏处，做为病人，也只有在了解这些治疗带来的好处与坏处后，才能去和医生一起做出决定。所以，除了紧急情况外，其他病情的处理均需要医患双方的充分沟通。

有些阴道炎纯粹是被治出来的

各种医疗措施都是一把双刃剑，用之得当可以医病，用之不当也可以致病。

你会不会有这样的困惑：为何老是白带过多？为何老是阴痒？为何老是塞药吃药还是不行？为何查来查去白带清洁度还是不过关？

你会不会还有这样的忧虑：我的阴道炎会导致怀孕困难吗？怀孕后会容易流产胎停吗？会不会传染给老公呢？会不会传染给宝宝呢？

白带3度没什么大不了

一个秋日的周四下午，和往常一样，第九诊室门庭若市，下午4点多，正与一位患者交流着，突然闯进一位外表挺漂亮，但是脸上充满怒气的30来岁少妇。

啪！她拿出一叠化验单用力地摔在我的办公桌上："医生，你看看，咋回事？为啥检查结果还是这样？你们医生干吗的？"可以想象她内心有多愤怒。

我平静地抬头看看她，不认识啊，每个我看过的病人我基本都会有印象，这位美丽愤怒的少妇根本没在九诊室看过的。

虽然我知道，我已经被当成泄怒的对象了，但我是医者，最紧要的是要尽快去了解事情的缘由。

我和刚才的患者说："抱歉！你先等等，我处理她的事情后我们再继续，可以吗？"

"可以，叶哥，那我先出去外面吧。"很有修养的患者。

我又抬头微笑着看看诊室里另外等待看诊的患者，她们都识趣地和我笑笑退出诊室。诊室里只剩下我和 2 位学生和这位少妇了。

我很反感某些医院的妇科诊室，整间诊室堆满了人，简直就是菜市场一样！妇科问题很多涉及隐私和尴尬的，不知我的同行们如何可以在密密麻麻的病人围着的情况下冷静地进行诊治？我的诊室一般就只能进来 3 个病人，一个候诊，一个学生问诊，一个在我面前诊治。

"我看看咋回事。"我平静地请这位发火的陌生患者坐下来。

"说说吧，看看我能否给你建议。"

说话间我开始收拾撒在桌面上的 15 张化验单，原来她叫"晓霞"，很清爽的名字，不过现在的情形就与名字相差甚远了。

"叶医生，我是朋友推荐找你的，我在广州那个大医院看了 3 个月，一点都没好转，还变得更加不舒服，我可是一直都按照医生的治疗去做的，你看看，今天上午的化验单和 3 个月前一模一样。"看来她还是有修养的，已经称呼我叶医生了，估计有点平静下来了。

我看了化验单，有 13 张是检查白带常规的，有 2 张是检查支原体衣原体的（我们叫作"非淋检查"，目的是为了和淋病区分开），显示支原体阳性，衣原体阴性。

白带常规检查单前期的都是写着清洁度 3 度，其他项目是阴性；中间有 3 张查到是白色念珠菌阳性；后期的又都是只有清洁度 3 度。

看着这些化验单，我已经隐约知道她生气的原因了，但我还要清楚地了解她 3 个月来的治疗经过和具体用药。

"能把你的病历给我看看吗？"

"都在这儿，你看吧。"一提到病历，又刺激她愤怒的神经了。

"我就是想着要考虑怀孕了，就到医院检查一下，没想到就这样被折磨了 3 个多月，现在不但没好，还有了更多问题，你说说，能不生气吗？"

我继续忍受着她的怒气："我先看看吧，我了解后再给你建议。"

10 分钟，我用 10 分钟翻看完之前 3 个月的治疗，基本每周复诊一次。不看则已，看完病历，我沉默了，我竟然不知道要如何和她解释！

3 个半月前晓霞第一次到医院检查，只是想做个体检，医生第一件事就是给她做了白带检查，结果除了清洁度 3 度，其他都没事。医生就告诉她得了阴道炎，要治疗，第一次开了 2 种口服抗生素和 1 种阴道塞的药和 1 种洗液，外加 1 种口服的中成药。交代一周后复查。

"晓霞，你回想一下当时是不是有不舒服，比如下阴痒或者痛，或者白带异味或者小便不舒服之类呢？"

"没有，真的没有任何不舒服，我就是因为要怀孕了，想着怀孕前到医院检查一下而已。"

一般的白带检查主要包括：清洁度、淋球菌、滴虫、真菌、线索细胞等，清洁度 1～2 度认为属于正常，3 度认为属于炎症，如果其他几种出现阳性，一般清洁度就是 4 度，医生大体会按照这样的结果来判断是否有阴道炎。

对于白带的清洁度，其实除了炎症可以增加度数，也有其他因素可以引起。

季节地理环境：比如春夏南方地区潮湿炎热，所以成年女性白带检查多会显示清洁度3度。

心情饮食：中医认为带下也与月经一样，与心情饮食都有关系，会影响白带的性状质地等，所以熬夜、生活起居不正常、饮食偏向肥腻酸甜的，也会引起白带清洁度3度。

在月经刚刚干净或者月经前，因为特殊的生理改变，白带也不可能是清澈的，混浊的白带也经常可以查到清洁度3度。

性生活活跃的女性，清洁度也经常会有3度改变。

由于存在以上这些因素，虽然常规的白带检查清洁度3度可以认为属于炎症范围，但是只要没有其他的不舒服症状，可以默认为正常，根本不需要任何治疗。

但是如果清洁度3度，同时有不舒服的症状出现，就需要治疗，但也是局部的外用治疗即可，除非有很特别的病原体感染才需要用到口服抗生素。

这样看来，晓霞的第一次检查后其实是完全不需要任何处理的。

但是医生给她治疗了，也没错，因为书上确实认为清洁度3度就是炎症！

现实中还有某些医院，一张白带检查报告单中有十几二十个项目，如果看到其中有很多阳性，可能医生会告诉你，炎症严重啊，你也可能自己看到很多个（＋）号，担心不已。其实，正常女性阴道白带中是存在很多细菌之类的，但是因为彼此处于一种平衡状态，并不会导致疾病的发生，如果没达到疾病诊断的标准而进行治疗，那么真的疾病就将发生了，所以，除非查到有一些属于传染病病原体（主要是性传播疾病），这时即使没有症状，也需要治疗，其他情况只要没有不舒服（没有阴部痛或痒、灼热、小便急频痛之类，白带没有臭味），那么都不需要任何治疗。但现实中这样的情况却常常被治疗，并且是泛滥治疗！

"叶医生，我当时是不是不需要治疗？"晓霞问我，估计后来她也去了解了相关知识。

我该如何回答她呢？

第一次治疗没啥好说的，可是后面接着长达 3 个多月的治疗，作为医生，我内心就很不淡定了。

为支原体平反

晓霞用药一周后复诊，清洁度还是 3 度，医生继续开药，这次换了另一种口服抗生素，塞的药也换了一种，交代用药后继续复诊。

第三次复诊，依然如前检查治疗。

第四次复诊，也依然如前。

期间有一次经期停用外用的药，但是口服的继续吃着。

我们处于一个抗生素大环境，各种抗生素被当成万金油广泛应用着。像晓霞这种治疗情况，比比皆是！我认为，某些医生应该为此而去检讨和重新思考自己的做法是否合理。

晓霞月经干净后复诊，继续查白带，还是 3 度！医生建议做"非淋"检查，也就是检查支原体、衣原体。

检查结果显示：衣原体阴性，支原体阳性。

在第五次复诊时，医生告诉她：支原体属于性病，会传染，需要治疗，同时男方也需要去检查治疗。

因为医生讲到了性病，晓霞回家后愤怒万分，认为肯定是男方出去鬼混导致，男方如何辩解都无法消除晓霞的怒气，第二天，男方去医院检查，5 天后报告显示支原体衣原体都是阴性，这回轮到男方怒气大发了，一场家庭风暴已经开始预演……

支原体感染真的是性病吗？

"非淋性阴道炎"，主要因为支原体和衣原体感染引起，早期的认识中把这个病也认为是性病。但是，近 10 年来，已经不再把支原体引起的阴道炎认作是性病了！

那么支原体究竟是什么呢？其实它是不同于细菌、病毒的一种个头很小的微生物，却对人类有致病力。可以感染人体的支原体约有 10 余种，其中与妇科疾病相关的以解脲支原体和人型支原体最常见。

支原体属于常见的阴道细菌群中的一种，在正常情况下是属于正常的菌群，即使查到阳性，也并非需要立刻治疗。大约有 30% 的健康成年女性可以在白带中检测到有支原体，所以即使是健康女性，体检时也会有时查出支原体阳性，有时又是阴性。只有当阴道菌群失调，导致支原体数量急速增加，才可能引起局部的炎症反应，这时才需要治疗，但是并不属于性病！

目前仍然有这样的信息广为流传：女性查到阴道有支原体，就属于性病，需要治疗、反复治疗，否则会引起不孕、导致流产、导致胎儿畸形等等。这让很多女性闻"支"色变！接着就是泛滥地使用各种抗生素治疗，阴道冲洗塞药，各种理疗！

临床上，由于支原体引发不孕、流产、畸形的情况很少很少，并不需要因为一个人出现问题而让数百上千的人跟着受罪。杀一儆百的做法不合适于医学！

再次强调：只有出现症状才需要治疗！只是查到有支原体阳性而不存在生

育障碍的情况下，可以正常去怀孕生育。

但是，对于衣原体的认识就完全不一样了！衣原体感染，目前认可属于性传播疾病范围，所以需要彻底治疗，并且需要性伴侣也检查，查到阳性就治疗。往往有些医生一看到病人衣原体阳性，不管另一方是否有感染，就要求对方也需要吃药，称之为"对另一方的预防性治疗"！这也是不合理的。如果另一方没有查到衣原体感染，就不需要服用任何抗生素来预防。

因为医生的一时不明智，让晓霞夫妇经受了结婚后最大的一次考验——是否忠诚的考验。接下来的日子，晓霞的老公一直与她冷面相对，因为晓霞被医生冠以"性病"的帽子！

这段时间的晓霞真的是哑巴吃黄连，有苦也只能吞下。

既然被医生判断是性病，晓霞也只好继续老老实实地吃着医生给她开的另2种针对支原体的口服抗生素，疗程2周。这时，晓霞开始出现阴部瘙痒了！

2周后复诊，支原体还是阳性！清洁度变成4度！还发现了念珠菌（真菌的一种）阳性！

医生说，现在又有了念珠菌感染，需要再加口服抗真菌消炎药，塞的药也换成治疗念珠菌的外用药了。

2周后再复诊，白带检查还是和2周前一样，没法子，医生继续给药治疗，晓霞继续忍受着阴部瘙痒。

接下来的日子，晓霞就这样在医院奔波着，同时也在和老公冷战着。

妇科炎症中，真正需要用抗生素治疗的不到10%

晓霞为什么无端端地会出现念珠菌感染呢？

念珠菌性阴道炎，也叫霉菌性阴道炎、外阴阴道假丝酵母菌病。这是广大妇女的常见病，大约75%的女性一生中至少患过1次这个病，其中的40%——50%还经历过1次复发。得过这个病的人就会知道，这种病特点很鲜明，甚至不用去化验大概心里就有数，八成就是它。观察一下自己的阴道分泌物（就是我们平时说的白带），如果呈白色稠厚或者色黄、像豆腐渣样，并且感到外阴瘙痒难忍，基本就可以诊断本病了。那么哪些女性容易得这个病呢？

1. 自身的抗病力不强。我们生存的环境满布各种病原体、细菌病毒，但是自然界给了我们人类抵御这些坏蛋的免疫力，正常情况下是难以被感染的。但是因为各种原因，比如先天体质不好、大病重病之后、长期的熬夜饮食失调、过量烟酒、心理压抑等使得女性的防御力下降，在各种生理时期都容易受到这些病原体的侵犯而引起局部的感染。

2. 反复的阴道塞药和冲洗，特别是冲洗！有些女性自认为白带多点就是有问题，就自己或者找医生开药冲洗，某些医生也提倡让女性去冲洗阴道，这样将引起阴道菌群的不平衡，反而容易出现炎症。谁的家里能天天都彻底地搞卫生呀？谁的卧室，有必要和有可能保持一尘不染吗？阴道就相当于女性家里的卧室。在女性的一些生理时期，白带多点完全正常，比如排卵前、月经前、有性冲动时或者怀孕期，只要没有局部的痒痛烧灼感，即使白带再多，也属于正常，勤换内裤即可。对于已经明确有阴道发炎的，也不主张反复地冲洗，偶尔冲洗就可以了。

3. 性伴侣有生殖泌尿道炎症或者包皮过长。男方如果有生殖泌尿道炎症，最常见就是慢性前列腺炎，通过同房会把相关的病原体带进阴道里。当细菌病毒量累积到一定程度，就会发病，出现各种阴道炎，甚至引发盆腔炎。包皮过长的男性，出于对女性的负责，建议可以去手术切掉过多的包皮，如果不想或者不敢去切的话，就应该不辞劳苦地坚持每天必洗，不管春夏秋冬，不管同房与否。

4. 长期使用抗生素或者激素。这也是反复出现念珠菌性阴道炎的一个常见的原因。作为女性，最为滥用抗生素的疾病就是：阴道炎、宫颈炎（后面论述）、慢性盆腔炎（盆腔炎性疾病后遗症）之类，这些疾病中，真正需要用到抗生素治疗的不到10%！！其实，消炎药可以认为是某种意义上的毒药，合适就应该用，但是不合适或者没必要就别用，用了也没啥好处。而且消炎药也可以让女性的内分泌调节失去平衡，导致月经不调。接诊过4位年轻的姑娘，都是二十三四岁，闭经！她们原来全都有正常的月经，在某种可以不用消炎药的情况下，却吃了很长时间、数种抗生素，最后导致永久性闭经！当然生育功能也就跟着消失了。

另外，长期的各种激素的治疗，也会增加念珠菌阴道炎发生的机会。

5. 生活工作环境和地理气候等。每到梅雨季节或者南方的回南天，空气都会挤出水滴，这段时间也是念珠菌感染的高发时间段。另外居住的地方如果比较潮湿，也容易得病。

6. 身体其他方面出现了问题，比如怀孕期、糖尿病。大约30%的孕妇可能感染念珠菌，这是因为怀孕后阴道的环境出现改变，阴道酸性增加，容易引起真菌的快速增生，破坏菌群的平衡，出现不适。

至此我们可以分析一下晓霞感染念珠菌性阴道炎的病因了：长期吃抗生素、反复的阴道冲洗和塞药、心情的郁闷。

今天，是晓霞第13次回到原来医院复诊，看着白带检查报告还是3度，支原体还是阳性，可以理解她愤怒的态度，换成是我，我也绝对生气。

我总结了一下晓霞吃过的药：口服抗生素6种，涉及各种类型的抗生素；塞阴道的药有5种；洗阴道的药水有5种。

3个半月来，晓霞就这样在复诊吃药中度过，期间还因为检查治疗问题和老公发生了一段时间的冷战，目前继续冷战中。

其实，整个治疗过程并不存在违背诊疗成规，却把一个原来完全没事的人变成了一个真正的病人！

我不是她首诊医生，但今天她是首次找我，我该如何去解开她3个半月来的郁闷和烦恼呢？

"晓霞，我理解你的心情，我也不会因为你对我发脾气而生气，如果换成是我有这样的经历，我也郁闷的。"我开始耐心和她沟通。

"但是，你的治疗过程也基本符合常规，清洁度3度按照书上也确实属于炎症范围，所以给你治疗也是无可厚非的。当然，同一个医学问题，不同的医生看法确实不同。"

"叶医生，那你说，支原体是不是性病？"晓霞着急地问。

这个问题已经严重影响到她的家庭和夫妻关系了，难怪这么急着问。

我把支原体和衣原体问题和她详细地做了解释。

"那么，叶医生，我回家如何和老公讲啊，他不信的，他已经认定我有出去搞过的了。我们本来非常恩爱，要不是这次被认为是性病的话。"

"没关系，你可以让他给我发邮件，我会和他讲清楚。"看得出，家庭、丈夫在女人心里是最重要的。

"叶医生，那我的念珠菌感染问题呢，严不严重，会不会复发？会不会传染？我本来打算体检后没事就备孕的，没想到会搞成这样，唉！"女人的唠叨是合理的，也是必需的。

念珠菌阴道炎的特点就像南国六月的天，说下雨就下雨，说晴空万里就突然晴空万里，好得快，复发也快，一旦反复发作，成了复发性念珠菌性阴道炎，就麻烦些了，因此对本病的治疗就需要打持久战。初次念珠菌阴道炎发作时只需要外用治疗即可，不需要口服抗真菌药。经过一到两个疗程的治疗，绝大多数可以治愈，只有很少的一部分会反复发作。

一年内如果发作超过 4 次，就可以认为属于复发性念珠菌性阴道炎。对于这种情况，治疗上就需要采用连续周期性疗法，至少连续治疗 3 个月经周期以上，甚至半年或者更长。另外还建议加用口服的抗真菌药。

我告诉她，别担心，她目前仍然属于首次发病，是几乎完全可以治好的。

不过除了考虑晓霞本身的疾病，我已经可以肯定她内心有了疙瘩，治病可以用药，心里的疙瘩却无药可用。

"晓霞，今天你检查结果还是 3 度，支原体也是阳性，念珠菌阴性，现在你也没有不舒服是不是？我想，可以先不用药了，不知你平时是否有运动的习惯？"我并不正面回复她。

"不舒服倒是没有，不过心里总是怪怪的。运动嘛，有啊，我和老公都喜欢打羽毛球。"提到老公，晓霞嘴角稍稍露出一点甜意。

"哇噻！和我有共同爱好哦，我也喜欢打羽毛球，不如找个时间叫上你老公较量一下。"

"他在外头，今天陪我来医院，我们已经冷战多日了，唉！"晓霞一下子又阴暗了。

"请他进来吧，我和他也说说。"

"叶医生，他不好意思进来的吧，你们走廊上有个大牌子写着：男士免进！"

晓霞说的问题确实是尴尬，我本身就是妇科医生，还是男儿身，每次上班都必须要看到这四个字，连我都觉得怪怪的：写这个干吗呢？真是的！有时病人和我混熟了，开玩笑说："叶哥，是否要改口叫你叶姐？因为门口写着男士免进，进来就不是男士了，呵呵呵。"

找个时间，偷偷把它扔了。或者要求医院改为：男士免进，男医生除外。

"呵呵呵，如果他不敢进来，我出去请他。"我还是微笑着说。

虽然 30 来岁了，可是晓霞的老公看起来很腼腆，甚至还有点害羞。

"哥们儿，坐下吧，我和你俩聊聊。"

接着我把支原体不是性病和其他相关的东西和他讲个明白，等我讲完，这位哥们儿反问我：

"叶医生，真的不是性病？那为什么那些医生都说是，网上也很多说属于性病。"看来外表害羞腼腆并不等于没有想法，夫妻冷战也属于正常反应了。

免不了继续解释解释，一直解释到他点头明白，从心里彻底把性病这两个字抹掉。

"怎样，你俩还有啥问题需要我继续解释的吗？"

夫妻俩你望我、我望你，眼神中流露出一丝爱恨交错之意，然后不约而同对我说："叶医生，没有问题了。"

"好吧，那我继续下一个病人了哦，如果有问题，可以去我的邮箱或博客那儿留言，我会回复你们的。还有，希望你们能手拉着手离开这里，给叶哥留个好印象。"我带着有点命令的语气。

虽然不需要特殊的治疗，但是我看过晓霞的舌象和摸过她脉，属于中医的下焦湿热，所以我还是给她开了几剂中药回家调理一下。

晓霞拿着处方，和她老公平静地起身离开诊台，走出诊室，但并没有拉着手。我有点失望，不过想想这也正常，冷战那么久，不可能要求他们立刻热乎的。

"琪琪，叫刚才那个没看完的病人进来吧。"我转头对着助手说。

"请 20 号李欢欢到九诊室就诊！"候诊大厅的自动呼叫系统响起。

"谢谢您！叶医生。"这声音吓了我一跳，进来的却是晓霞，嘴角露出一丝笑意，还拉着老公。才短短十几秒，他俩已经又手拉手了。我啥也没说，只是微笑着点点头。

这对新婚不久的夫妇，经过这次的波折和冷战之后，估计今晚可以热情开战了！

02
别再拿"宫颈有问题生不了孩子"吓唬人

虽然已经是中秋时节，北方大地可能已经是一片金黄，羊城却仍然是满城翠绿，虽然秋天的景色南北不一样，在我心中却都是一样的美丽。

一场秋雨一场凉，十场秋雨要穿棉，时光总是在忙碌中不知不觉地流逝，也不知道是第几场秋雨了，这天下午外面淅淅沥沥地下着雨，带着丝丝凉意，却让人感到清爽。

已经是下午5点了，我像往常一样正在给一位患者把脉，忽然有人推门进来，抱着个肥嘟嘟的娃娃，脸上笑意盈盈地叫道："叶哥！我带宝宝来看你们啦！"还没等我开口说话，这位妹子就急忙说："哥，我们带了红鸡蛋给你！"她侧身叫了孩子的爸爸把一篮子红鸡蛋拿了进来，孩子他爹一手提着一篮红鸡蛋，一手提着一小锅啥子东西神采奕奕还带着点汗珠地走了进来，看得出这新晋爸爸非常地得意。

"叶哥，孩子满月了，今天来给叶伯伯抱抱打打屁股，顺便带点红鸡蛋和姜醋。"

按照这里的风俗，红鸡蛋代表生命的诞生、成长以及幸福安康，猪脚姜醋是产后坐月子很好的食品，在南方地区民间广为流传，一般产后都可以适当吃点，但因是属于温补滋腻的食品，对于湿热、消化不良的产妇却不合适，所以产后坐月子吃什么也是需要因人而异的。还有，生孩子后客人到家探访或者给亲戚好友带东西都是用猪脚姜醋，除了补补身子的意思外，更深层的含义是让大家一起分享孩子到来的幸福与快乐。

亚丽和琪琪两位助手立刻站起来去逗娃了，诊室里的 3 位等待看诊的妹子也羡慕地和这位幸运的妈妈聊着。

我照例脱掉工作服，用肥皂洗洗手后，用不太标准的姿势抱抱娃，可爱健康的娃，身上满是诱人的奶香味，我也常规地轻轻吻了一下宝宝的小嫩手，一边恭喜他们。

虽然类似的场面不知已上演了多少次，但是每次短暂的温馨都会刻进我的记忆。空闲时回想着、品味着行医过程中的各种温馨，其实也是一种享受。

那些还在说"宫颈糜烂"的医生趁早改行吧

门诊继续。看着电脑上还有长长的一列等待看诊的名字，我让亚丽赶快点击下一位。

"请 32 号晓霞到九诊室看诊！"

晓霞，不会是上周那位吧？

还真的是晓霞。

这次和上次凶巴巴不一样了，这次是笑如桃花地走进来，后面还跟着一位愁眉苦脸的也是 30 岁左右的美少妇。

"叶哥，我又来了！"内心高兴的女人嘴上的声音很甜。

"呵呵,干吗?不舒服?干吗叫我叶哥?"很多看诊的朋友一开始都不敢叫我哥的。

"没事,我没事,谢谢你!你知道不,我和阿梅是朋友啊。"

阿梅,当然记得。

"哇噻,还真有缘分呢,阿梅还好吧,很久没见她了。"世界还真小,晓霞竟然是阿梅的朋友。

"她啊,好着呢,不过忙死她,带孩子还真辛苦,但也很幸福,前几天我俩Q上聊,才知道她也是找你看的。我不知啥时候才能做妈妈?"女性还真的容易触景伤情。

"听阿梅说叫你哥会让你感觉亲切点。"片刻的郁闷后,晓霞又笑着说。

"怎么样,没啥不舒服吧,你和你老公和好了吧。"在某些情况下,医生也需要八卦一点。

晓霞没有回答,只是脸上泛起一丝红晕,呵呵,一切尽在不言中。

"叶哥,我今天不是找你麻烦的,我是带着我的密友来找你咨询咨询。"原来这才是主题。女人的密友不多,有密友的女人是幸运的。我抬头认真看了看站在晓霞后面的这位美少妇,身高170多,美丽的鹅蛋脸上隐约显露着一丝丝的忧愁。

"妮子,和叶哥说说吧,叶哥会帮你的。"

妮子,很温柔的称呼。

她拉开挂包,拿出2本病历本,轻轻地放在我面前。

蓝妮,这就是她的名字,很有文艺范的名字,名如其人。某学校的舞蹈老师。

"叶医生,我是不是癌变了?"我都还没弄清楚蓝妮的情况,她却低沉地冒出这样一句话。

"叶医生，我都治疗了 1 年了，还是一样，没得救了吗？生不出孩子了吗？"蓝妮伤感地接着说。

妇科的肿瘤确实可以见于各种年龄，年轻妇女患上妇科肿瘤的也占不小比例，难道她得了肿瘤？我内心嘀咕着。

"我看看你的情况吧。"我感到她内心的恐惧和忧愁会比她的病严重，虽然我还不知道她得了什么病。

我和助手们翻阅着她提供给我的 2 本病历，越看我内心越烦躁，但是外表还是很平静。看完病历再和蓝妮聊聊一些过去的情况，我已经基本清楚蓝妮的情况了。

宫颈！宫颈糜烂！

治疗！再治疗！继续治疗！

担心！再担心！还是担心！

蓝妮，婚后 3 年了，本来没有不舒服，月经正常，自己是舞蹈老师，平时也经常锻炼身体，1 年半前开始想要孩子，要了半年还没怀孕，就主动去某医院做体检。

就是这样的一次体检，却让她走上了历时 1 年身心都受创的道路。

本来，我每次写点东西都不建议大家对号入座，但是对于蓝妮的经历，我建议可以对号入座，并且应该广为宣传，因为这样可以让更多的女性避免再受同样的罪。

第一次检查，医生告诉蓝妮，有点宫颈糜烂，要治疗好才能要孩子，可以先用药物治疗，治疗期间不能同房。既然是医生的建议，蓝妮接受了治疗，使用某种阴道塞的栓剂，连续用了两个星期，在月经干净后找回医生复诊，医生说：宫颈糜烂没有好转，要加用某种干扰素外用，用一个周期看看效果，同时换了另一种塞的药。既然每天都要塞药，当然不能同房备孕。

如果时间倒退 20 年，可以说宫颈糜烂是一种病，但是 10 年来对于宫颈糜烂的说法医学上已经做了修改，医学教科书与临床上不应该再出现"宫颈糜烂"这个名词。作为医生，不应该不知道！如果真的不知道，就不应该再做妇科医生！竟然 10 年都不关注医学的进展和动态！

宫颈糜烂究竟是咋回事呢？

宫颈糜烂是个很多人耳熟能详的名词。初初听到"糜烂"二字会立刻神经绷紧，脑海里呈现出的是类似皮肤溃疡糜烂的画面。所以当医生告知有宫颈糜烂后，患者从此就如同被阴影笼罩着，一直耿耿于怀：天啊，我里面有东西烂了！

在这里必须指出，宫颈糜烂有两种含义：

1. 一种是假的糜烂。一些年轻妇女因为体内雌激素水平高，宫颈口内的上皮组织向宫颈口外生长，使得宫颈表面看起来是充血的、红的，这是一种生理现象，不需要任何的治疗。但是实际上这样的正常情况经常被当成"真的宫颈糜烂"而做各种各样的治疗，钱花了，却把原来正常的宫颈弄得伤痕累累。

2. 一种是真的宫颈糜烂，属于宫颈炎范围。只要女性有一次的性生活，即使平时再如何注意，都可能会有糜烂发生，除非一辈子没有性生活，就不会发生。既然是一个普遍的现象，也就根本不需要担心。

有性生活的女性中，宫颈表面出现炎症的超过 80%！所以，当医生告诉你有炎症时，根本不需要紧张，而是需要理智和冷静。

按照蓝妮第一次看病时医生的描述，她只是轻度糜烂，而且蓝妮本身并没有任何不适，所以是完全不需要任何治疗的。但是蓝妮接受医生治疗了，并且接着竟然是无限期的治疗！

蓝妮在治疗了两个月后回医院复诊，本想着医生会说治好了，让她没想到的是医生再次严肃告诉她，宫颈糜烂比以前更严重，已经是 2 度糜烂了，如果不积极治疗，会怀不上孕甚至会癌变的！还交代她赶快做纳米聚焦之类的理疗。

天啊，可怜的蓝妮这回被重重地打击了，她不知道是如何回到家的，丈夫晚上回家，看到的不是往日那个熟悉的微笑乐观的妻子，而是脸色有些苍白、眼神发呆的一位忧伤的少妇。

丈夫也是一位老师，了解情况后上网帮助妻子搜索相关宫颈糜烂、宫颈癌的内容，越看两公婆越担心，那晚竟然两个人睁着眼睛直到天亮。

没办法，只有继续医院复诊治疗之路。

终于在日忧夜怕的折磨下等到了再次的月经干净。

两口子急忙赶去医院复诊，这回医生让她先做个阴道镜检查，说治疗前要先看看有没有癌变。这个想法本身是对的，但是医生的做法是值得怀疑的！宫颈癌的检查不需要先看阴道镜！

医生给蓝妮做了阴道镜，说没事，就是炎症（废话！炎症哪用阴道镜来诊断！）！

接下来就按计划给蓝妮做了纳米聚焦治疗，费用 2000 大元！治疗后还要求打吊针消炎一个礼拜。

治疗后医生继续交代，3 个月不能同房，以免影响伤口。

这个建议是对的，对于接受宫颈理疗的，需要给够充足的恢复时间，如果过早同房，可能会因为阴茎的摩擦而影响伤口的愈合。

好不容易熬过了 3 个月，复诊。

医生说：你的宫颈已经恢复得差不多了，但是表面还有一些糜烂没完全康复，需要再做一次治疗。

蓝妮已经无话可说，宫颈问题已经让她这几个月来吃睡难安！既然已经差不多好了，就听医生的话，继续再巩固治疗。

医生这次给蓝妮做了 LEEP 治疗，然后继续加一周的吊水。

"叶医生，LEEP 是什么？"了解到这儿，蓝妮忍不住问我。

LEEP，是一种高频电圈环切技术，用于宫颈问题的治疗上确实有很大的优势，但是只针对需要治疗的病例才能使用！虽然安全，但是并非没有副作用，蓝妮的问题根本就不需要采用这种技术。

时间又过去 3 个月，蓝妮再次复诊，这次医生终于说：你的宫颈变光滑了，好了，不过要做个病毒检查，判断是否以后会癌变。

蓝妮一切都交给医生了，接受了宫颈高危 HPV 病毒的检查，检查结果是高危 18 型（＋）！

蓝妮不懂，拿着报告咨询医生，医生说：危险啊，你有高危病毒，要治好，不然会癌变的。

蓝妮想不通，好不容易治好了宫颈糜烂，又来一个高危病毒！还给不给人活路了！

接着医生开了一堆抗病毒的中药西药，让她吃 3 个月看看。

转眼 1 年就过去了，蓝妮这一年来就因为"宫颈糜烂"问题奔波于医院间，本来活泼开朗的一位美丽舞蹈老师已经变成我面前这位憔悴和消沉的少妇了。

和蓝妮了解到这里，我内心的愤怒已经忍不住要爆发了，但我只是轻叹一口气，我是医生，需要冷静，医学上不同看法不同治疗是常见的，我的做法换在别的医生眼里，说不准也是令人愤怒的。

看到我只是轻轻叹了口气，蓝妮忍不住问："叶医生，如果当时不治疗，真的会癌变吗？还有，真的会导致生不了孩子吗？"

蓝妮的疑问不是她一个人的疑问，而是非常多的女性的疑问，对于宫颈炎宫颈癌的问题，目前存在两种类型，一是毫不重视，认为没啥不舒服就不需要检查；二是高度紧张，一听到自己有宫颈炎，就担心会不会影响生育了，会不会变成癌症了。

根本没有神马"宫颈修复术"

各种各样的宫颈炎都可以见于有性生活的女性，大多数人没有任何自觉症状，这些人都是因为体检而发现宫颈的问题。宫颈炎究竟有哪些呢？

一是我们常说的宫颈炎，急性期可以有白带增多、黄色异味等，但是急性宫颈炎很少发生，并且即使是急性宫颈炎，也多数与其他急性阴道炎并存。平时更多的是慢性宫颈炎，基本没有自觉不适，医生检查可以看到宫颈表现为表面潮红、粗糙，有时会容易发生接触性出血，这就是前面讲的"真性宫颈糜烂"。

二是宫颈息肉，多数有月经淋漓不干净、性交出血，白带带着血丝，检查可以看到宫颈口有大小不一的嫩红柔软光滑的赘生物，有蒂的，容易一碰就出血。

三是宫颈纳氏囊肿，这是因为宫颈发生炎症后表面一些腺体被堵塞了，一些分泌物排不出来而潴留，形成米粒大小或者绿豆、黄豆大小的小水泡样的东西。这种类型的宫颈炎也没有任何不适症状，当然如果合并有宫颈肥大，个别人有时会有下腹会阴下坠感。

对于宫颈息肉，一旦发现，只要用钳子消毒后钳住蒂部扭掉就可以了，不会有痛感的，但是蒂部粗的容易出血。宫颈息肉有个特点，就是极少极少会癌变，却很容易复发，不过没事，复发了就钳掉即可。不要听信某些医生的话：息肉可以用药物治疗。

对于宫颈纳氏囊肿，完全可以不需要任何治疗，包括药物和各种理疗。

所以，上述各种形式的宫颈炎，只有在出现自己感觉不适和异常出血（经期延长或性交出血，或平时白带带有血丝等）情况下，才需要考虑治疗问题，不然就不需要治疗。但是目前有多少女性在被治疗着？蓝妮就是一个例子。

对于宫颈炎，长期使用塞药基本没效，反而可能引起阴道炎，那么局部的理疗呢？

首先我明确地告诉你，现在没有什么纳米理疗技术的，当然几十年后有没有就不清楚了。也没有什么神马"宫颈修复术"的，目前正规医院使用的就是火烫、激光、冷冻、超声聚焦这几个方式。没有客观证据证明哪种方式疗效好，本大夫认为，只要是医生自己有经验，最为古老的火烫治疗是最佳的选择，因为效果好、费用低。当然如果操作者技术不好，则另当别论。

如果选择这些治疗，最好的时间是在月经干净后 3～6 天内处理，并且月经干净后禁止性生活。处理后也不需要消炎治疗，因为做这些治疗前都需要先排除明显的阴道炎。

蓝妮在接受治疗后，却挂了一周的消炎药，可以说，她被坑了。

正规医院真正的生殖专业的大夫，极少会去关注宫颈炎对生育的影响的，因为实际上确实没有啥影响，唯一可能有影响的就是那种叫作"免疫性不孕"的，但是，免疫性不孕的机理很复杂，宫颈炎也并非主要的原因，所以，如果医生对你说，你的宫颈糜烂不治疗，会怀不上的，那么我建议你还是换个医生吧。

长期的塞药这种无厘头的治法不说，上述的各种理疗，都是对于宫颈表面的破坏性治疗，会引起宫颈表面硬化、影响宫颈的分泌功能，甚至引起宫颈管粘连狭窄之类严重后果，这样怀孕的难度就更大了。

一年前，诊室来了一位24岁的年轻女性，结婚1年，要生育，闭经8个月，每月固定一个时间段出现下腹明显痛，经过检查，阴道竟然找不到宫颈！仔细再看看，只是可以看到一丁点的宫颈痕迹而已，难道先天发育不良？但是闭经之前每月月经都很好，也从不痛经。再仔细询问，她拿出了一本当地医院的病历给我看：8个月前，因为外阴痒去检查，医生说宫颈糜烂，需要治疗（和蓝妮遭遇一样），但是医生不是用药，而是积极采用理疗——LEEP锥切！这更是不可思议的治法！没想到可能是因为医生技术问题，把好好的宫颈差不多切完了，导致子宫内口粘连闭塞而出现闭经、周期性腹痛！这是我行医20多年来遇上的最为悲催的病例！

我大声地、明确地告诉蓝妮："蓝妮，不会的，80%以上的成年女性都会有不同程度的宫颈炎，绝大多数是不需要治疗的，当然也不会影响怀孕，这点你放心。"

"那会不会变成癌症啊？我有高危HPV病毒！"蓝妮心急地追着问。

"我都说啦，不会影响的，你又不信，这回叶哥说了，你该相信了吧。"站在旁边的晓霞忍不住出声。

生育不会影响，那癌变呢？这也是很多人关心的事情。

每年300元让你一辈子远离宫颈癌

宫颈癌目前在世界上妇科肿瘤中排名第一位，除了发病率增加外，更与目前大家的重视和科学的排查检查技术有关，基本上发现的绝大多数都是早期的癌变病人，只要是早期的，治疗效果是所有肿瘤中最好的了，有些年轻的甚至还能保留生育功能。

从时间看，如果宫颈炎会发展成宫颈癌，那么平均至少需要 10 ~ 15 年时间，而这些时间内只要定期地检查，就可以避免发展到癌变。在癌变前还有一段漫长的叫作"宫颈癌前病变"期，医学名词叫作"宫颈上皮内瘤样变"，英文缩写"CIN"，这个时期属于良性改变期，不是癌症！CIN 又分为 3 个阶段：CIN1（轻度病变）、CIN2（中度病变）、CIN3（重度病变），从 CIN1 发展到 CIN2 再到 CIN3 都需要很长时间，只要能按照医学建议检查，完全可以在各个阶段终止病变，避免最后癌变，当然长期不检查的，有可能发现时就已经是癌变了。

从条件看，宫颈炎变成宫颈癌，需要有最为主要的一个条件：高危型 HPV 病毒的持续感染。HPV 就是人乳头瘤病毒，根据其致癌性的不同，有高危型及低危型之分。其中高危型 HPV 与宫颈癌关系密切。是否有 HPV 感染，或 HPV 能否被清除是能否发生宫颈癌的关键。因此宫颈癌的筛查中 HPV 检测结果是一个重要的指标。事实上，接近 70% 的女性一生中都会感染过 HPV 病毒，但是只有不超过 10% 的人会发生持续感染，而这种持续感染才可能引发癌变。所以，也不需要闻 HPV 而色变。

从宫颈癌的诱因看，过早性生活、多产（包括人流）、多个性伴侣、吸烟、性生活过频等，都是潜在的诱发因素。资料显示，17 岁以下就开始性生活的，宫颈癌的发生几率增加 5 倍！性伴侣每增加一个（包括男方的性伴侣的增加），宫颈癌的发生率增加 3 倍！长期吸烟的女性，宫颈癌的发生机会增加 3 倍！所以不要以为嘴里叼着一根烟显得很时尚，这是在用健康来开玩笑。

还有一个因素就是体质因素，体质差，抗病力低下，容易受病毒的侵犯，排斥病毒的能力不足，使得病毒长期存于体内而发病。日常的适当运动、规律的生活起居、生活工作压力的降低、饮食的规律性等，都是非常重要的增强体质的方式。

我告诉蓝妮："蓝妮，会不会变成癌症，现在无法知道，但是我能告诉你的是，极少会变成癌症！你其实不需要继续担心。"

我也简单把宫颈炎发展成宫颈癌的过程和她说了，毕竟蓝妮也是有知识有思考的人，经过我一番解释，她已经有点释怀了，因为她重重地嘘了一口气！

作为医生，应该让病人明白疾病的来龙去脉，实事求是，而不应该过分地夸大疾病的严重性，无形中增加患者的心理负担。

"叶医生，那我接下来怎么办好呢？"蓝妮还是有点疑虑。

"蓝妮，我看到了你原来的检查，虽然做过阴道镜和病毒，但是没有做过一次宫颈涂片检查，我建议你今天查一查，如果结果没啥事，我认为你们可以大胆地备孕去了。"我建议。

"叶医生，万一查出来有问题，比如你刚才说的什么 CIA 之类，咋办？"呵呵呵，是 CIN！与中央情报局无关，紧张容易口误啊。

宫颈癌的排除检查不应该随意，而是应该规范，这个规范确实应该去遵守和执行的。

宫颈癌的检查步骤

1.HPV 高危类型检测或宫颈液基细胞检测。只要其中有一项有问题，就需要做另一项检查。推荐两项同时检查。如果两种一起检查没事，那么可以以后两年查一次，就可以避免等到癌变才发现。

2.如果细胞学检查有问题（中高度病变除外）而 HPV 检查没问题，可以半年后复查细胞学检查。

3.如果细胞学有问题、高危 HPV 阳性，这时候就一定需要阴道镜下明确病灶并做活检。如果高危 HPV 阴性，可以不做阴道镜，只需检查个活检，半年后重新检查。

4.如果高危 HPV 阳性而细胞学正常，可以不做阴道镜和活检，一年后复查就可以了。

5.如果细胞学检查有高度病变，不管 HPV 病毒是否检测，都应该直接做阴道镜活检明确。

目前宫颈癌的筛查中，阴道镜是被滥用的！不少机构都把阴道镜作为宫颈筛查的首选手段。其实阴道镜是需要专门的培训后才能进行检查和操作的，不排除确实有技术高明的医生可以直接判断，但是更多的是为了利益而已。阴道镜不应该作为首选手段。

以上各检查时间最好是月经干净后 1 周左右，其他时间也可以，只要不是出血期即可。

按照检查费用，一个成年女性，只要每年拿出 300 元左右用于宫颈癌的筛查，就基本可以避免等到发现癌变才知道。

如何看宫颈检查报告

当你拿到宫颈细胞学检查的报告，一般会有以下三种报告结果：良性反应性改变、ASCUS、轻度鳞状上皮内病变（LSIL）或高度鳞状上皮内病变（HSIL）。如何判断和处理呢？

1.良性反应性改变。属于正常，大多数慢性宫颈炎检查结果都是这样，如上面已经说过，如果没有任何症状，可以不需要任何治疗，但是如果性交出血之类，则需要进行局部的简单理疗。

2.ASCUS。看到这样的报告就比较复杂了。有些医生会把它认为是没事的，采取消极对待的态度，这是不正确的。ASCUS，全称叫作"不明意义的宫颈鳞状上皮细胞"，既然不明意义，就需要去明确它。各种可能情况的概率是：大约 70% ~ 80% 属于正常宫颈上皮或者普通的宫颈炎症，不需要处理；大约 25% 属于 CIN，需要及时地处理；还有大约 0.5% 属于癌变，更需要积极处理。

因为宫颈癌的病因比较特殊——高危 HPV 持续感染，所以，对于 ASCUS 的报告，首先要做的就是检测高危类型的 HPV 病毒，如果病毒阴性，那么就不需要进一步处理，可以半年后再次做宫颈细胞学检查。如果查到有高危型病毒，需要做阴道镜下活检，用活体组织明确是否有 CIN 或者癌变。如果有 CIN 或癌变，就按照相关处理方案（这个一定要由医生去决定，不是病人自己决定的）。如果没有癌变和 CIN，就可以半年后重复细胞学和病毒检查。

也就是说，当你的报告上写着 ASCUS 时，并非高枕无忧，而是需要积极正确对待。

3.病毒处理。目前，全世界对于病毒感染基本无药可医，减少感染机会、增强体质提高自身的免疫力是正道。很多抗病毒药对于高危 HPV 病毒是无效的，但现实是明明知道无效却继续用着，实属无奈之举。对于已经有 CIN 甚至癌变的，医学认为治病即治毒，病变部位切掉处理了，病毒也跟着没有了，事实也确实如此，大约 80% 的高危病毒，会随着手术切除宫颈后消失。但是还有接近 20% 的病例，即使宫颈切除了，高危类型病毒继续存于体内，这就是复发的隐患！但是除了定期检测，西医也没有别的好办法来消除了。

这个时候，请记得中华民族还有一个宝贵的法宝，中医！中医对抗病毒，并非和西医一样采用杀毒或者以毒攻毒的办法，中医更加强调的是"正气内存、邪不可干"的科学理念，也就是说，要对抗病毒，就需要自身身体好，体质强，免疫力高。基于这样的认识，中医采用的是"扶正祛邪"的方法来治疗病毒性疾病，并且强调以扶正为主、祛邪为辅。个人对于目前有些人看低中医甚至抵制中医的做法无法理解，中国人，连自己祖宗的宝贝都要抛弃掉，唉！

依据本人的经验，在处理宫颈病变中，配合中医药治疗，可以把术后带毒的比例从 20% 下降为 5% ~ 10%，这就是一个很好的结果。

所以，当你感染了病毒，请记得中医！

目前，已经有些地方开始提倡给女性注射 HPV 疫苗。疫苗确实是对付病毒的最佳方法，但是，高危 HPV 病毒有几十种亚型，如果真的要预防的话，就需要把这十几种的疫苗全部打完，才能从理论上避免 HPV 的主动感染，但是这种情况近期是不可能实现的。目前使用的试剂只是针对每个地区的总体常见病毒类型注射 1 ~ 2 种疫苗，也就是只能预防相应的 1 ~ 2 种病毒，对于其他亚型的病毒基本没效。所以打不打疫苗，其实不用那么纠结，愿意接受的可以去打，应该以自愿为原则。

另外，不排除有些人会因为打了疫苗，片面地认为可以避免 HPV 病毒的感染从而不会发生宫颈癌，思想上就会放松对定期检查的警惕性，对于和性伴侣交往的警惕性也会下降，反而更容易遭到其他类型 HPV 病毒的感染，无形中增加了患上宫颈癌的几率。其实，多年的临床实践已经证实，只要按照规范进行定期的检查，是完全可以避免宫颈癌的发生的。

当然，疫苗问题应该一直是努力的方向，只是目前还不能完全依靠疫苗来预防宫颈癌的发生。

蓝妮听完这些后，表情已经不再那么忧郁了，眼神中重新绽放出一丝神采，不过，长期的心理阴影要消除干净也不是一朝一夕的事情。

蓝妮接着问我："叶医生，那能否现在帮我开些中药吃吃？"

"蓝妮，今天不需要开药，就检查一下宫颈细胞学就可以了，看看结果如何再说。"

"还是开一点吧。"蓝妮还是坚持。

"是啊，叶哥，就先开张处方给妮子吃吃，你上次不也开给我吗？"旁边的晓霞也帮着怂恿着。

"晓霞，你情况和蓝妮不一样，不是看医生就一定要开药，不吃药不是更好吗？"

现实中确实有不少人，看了医生就一定非要开点药，不然就觉得白去看医生了。其实医学的处理包括给你检查、给你生活起居的建议，也包括给你开药等具体的治疗措施，所以并非不开药就白看了医生。

我让亚丽帮蓝妮做宫颈细胞学涂片取材，并告诉一周后取结果，再看看是否需要进一步的处理。

就在她俩准备离开诊室时，诊室的门被狠狠地用脚踢开了，一位40出头满脸怨气的女性冲了进来，嘴上还大声喊着："你这是什么医生啊，看一个病人看那么久，我从早等到现在，还要等多久啊？你不会看快点吗？"

无语！看得快时，病人有意见："看那么快干吗，一点都不认真，服务真差。"看得慢时也有意见：要等很久才轮到。

不过可以理解，现在看个病容易嘛，到大医院挂个号不容易、挂到号了等待看病不容易，还有排队交钱、检查拿药，不知不觉一天的时间就没了，如果检查还不是当天可以做的，就不知还要花多少时间了。换成我是病人，估计也会这样的。

我微笑和晓霞蓝妮说再见，随后平静地请这位生气的少妇把挂号纸给我看看，33号，刚好接着晓霞的32号，如果她是后面的，我肯定会让她先出去按照顺序来，即使她内心再不爽，但是规矩不能破坏。她是第一次找我看病，病历上写着的名字叫玉香。

"你好！玉香，请坐吧，因为你前面的那位情况比较复杂，所以用了较长时间处理，抱歉！"我已经习惯了这种情形。

在我了解了玉香的情况后，我更能理解她的气愤了。

玉香的事情后续自有分晓。

作为医生，这样的小插曲常有，经历多了，也就淡定了。

晚上回到家，常规打开电脑，看看是否有留言咨询之类，这已经是我多年的习惯了。

一封陌生的邮件跳跃在眼前，竟然是蓝妮的：

叶哥，抱歉！您辛苦了一天还要麻烦您，晓霞说可以叫您叶哥，我也觉得这样亲切很多，虽然今天在门诊已经感到亲切了。谢谢您给我讲了很多，但是我内心还是紧张着急，宫颈检查还有几天才出结果，能否早点有结果呢？这段时间，我常常在网上查询很多宫颈癌的东西，看着都害怕，总是担心自己会得癌症，连我先生也受我影响，虽然今天我已经有些释怀了，但是阴影还消除不了，我也想控制自己，但是也难以控制。现在孩子还没有，万一查出有问题，咋办？我以前很热爱我的工作的，自从检查到宫颈有问题以来，已经缺乏工作热情了，

甚至有些厌恶，我知道这样不好，但就是忍不住。叶哥，我真的不会

是癌症吧？会让我生不出孩子吧？

……

蓝妮

2010 年 10 月 14 日

一次看病就把积累很久的内心压力完全解决是不可能的，我理解蓝妮的心

情，立刻回信：

蓝妮，按我经验估计，你没事的可能性更大，所以不需要紧张。

当然万一检查结果有问题，我也可以肯定地告诉你，不可能是癌症的，

最多也就是 CIN 之类，这个只要及时治疗，并不会影响怀孕，也不会

导致癌症，照样可以生宝宝。今天下午有位已经怀孕 3 个月的孕妇来

诊室复诊，她曾经是 CIN3 的，并且年龄已经 38 岁，术后 5 个月怀孕

了，现在很好啊，术后至今 8 个月，复查宫颈细胞学和病毒全都是阴

性，目前宝宝也很好，所以啊，你不需要着急和忧虑，至于网上的那

些信息，多数来源不明，正确度不高，很多甚至是谬论。

欢迎有问题随时咨询啊，我会及时回复你的。

至于叫叶哥，都是姐妹们对我的信任，只要你觉得可以，尽管叫

吧，呵呵。

叶哥

2010 年 10 月 14 日

一周后，蓝妮的宫颈细胞学报告显示：正常反应性改变。

正常！

"叶哥，细胞检查没事，但是我有 18 型病毒！"蓝妮脸上刚刚绽开一丝笑脸，又立刻阴暗下来。

"不怕不怕，你们可以去备孕了，一年后再检查细胞学和病毒即可，只要坚持，你不会得宫颈癌的。"我继续和她解释。

"叶哥，但是身体有病毒，始终不敢放松，能不能吃药把它消灭呢？"

看到蓝妮这样，我决定还是开一些中药给她，交代她尽量放松，吃药期间可以正常备孕。

关于吃药备孕，这个问题需要和你的主治医生沟通好，因为有些中药在备孕期间是需要慎重使用的，只要你告诉医生你有怀孕的考虑，医生开药时就会考虑到这个问题，除了医生交代用药期间要避孕外，是可以正常备孕的。如果不沟通好，万一怀孕了又吃着一些不合适的药物，宝宝要还是不要就难以定夺了。

同时我告诉蓝妮，舞蹈工作是一件非常陶冶心情的工作，乐趣多多，应该继续积极去做，比做医生工作舒服多了。

篇幅所限，蓝妮的后续故事不详细说了，大概情况是：2011 年年底怀孕，2012 年顺产，而且庆幸的是后来的每次检测高危 HPV 病毒均为阴性。

希望每一位女性拥有的是一个没有癌变的宫颈，而不是没有"糜烂"的宫颈！

摊上个不安分的"大姨妈"怎么办

一讲到"大姨妈"这3个字，很多女性都知道这是对月经的尊称。大姨妈应该是有爱心和温柔体贴的，像姨妈一样爱护着善良可爱的外甥女。但是如果你的这位大姨妈性情暴躁或者性格压抑，作为外甥女的你就悲惨了。

大姨妈天天不回姨妈家而和你住一起，不行，你可能没有在亲妈身边自由；大姨妈长久不来做客，也不行，会生疏变得没感情的；如果大姨妈和一帮小姨妈天天教训着你，你也受不了。所以，大姨妈还是按期定期过来教导教导外甥女吧，这样彼此都开心。

某些病人认为无关紧要的问题对医生确诊很重要

7年前的一个寒风刺骨的冬夜，时针已经指向凌晨2点，我们2位值班医生刚刚做完手术，抢救了一位宫外孕大出血的病人，想着可以小睡一会儿，因为上午还有2台手术要做。刚刚躺下，急诊的电话铃又响起，说救护车又刚刚拉回来一位大出血休克病人！我和一线大夫连衣服也不换了，毛衣也来不及穿上，披上白大褂立刻冲向急诊室。

急救室里，躺着一位面如白纸、气若游丝的大约 18 岁的姑娘，裤子和急救床的布垫沾满了血迹。双手都已经挂上补液，失血性休克！

她是一位刚入学的大学生，陪她来的是同宿舍的 2 位同学，她俩已经被吓呆了。问她俩知道是咋回事不，她们说，只是在晚餐时病人说了月经太多，先回宿舍休息，没想到整晚都在出血，直到刚才实在顶不住了才 call 120 出车。

病人叫小静。因为这次的急诊，接下来的 7 年，她和我这位医生大哥结下了深厚的友谊，这是后话。

现在有很多独生子女，哪个能保证在外平安无事呢？健康有问题就需要立刻去医院找医生，不要硬扛着，生命不能随便对待的，而是要高度重视。千万不要像这位姑娘一样，等到这么危险时才想到医院。

我们一边立刻让她们联系家人和老师，一边抢救进行中。

检验科的同事也第一时间赶到，立刻进行血型和血分析及凝血检查，联系血库立刻备血，准备输血……

还有一个更重要的事，就是要尽快明确大出血的原因！如果没法对症止血，输再多的血也是枉然。我作为上级医生，这个时候需要立刻做出判断和处理。

有三种可能立刻呈现在我的脑海中，急救情况下，需要争分夺秒，早一秒钟处理就多一分生机，来不及等到各种检查完善后再处理了。

第一种可能是外伤导致生殖道裂伤引起大出血，这个只要明确没有外伤史可立刻排除。

第二种可能就是青春期月经病中最紧急的一种：功能失调性子宫出血（简

称功血），这个姑娘比较有可能是这种情况。

第三种就是流产不全的大出血。现在青少年的性教育严重缺乏，16～20岁的姑娘怀孕流产的不少，我们也遇到过这样的案例。

虽然病情紧急，但好在这位姑娘还有一丝气息。

"小静姑娘，你出血前有没有跌倒之类受过外伤？"只要她否定，立刻排除第一种，如果不否定，就需要做检查来排除。

姑娘轻轻地摇摇头，估计她已经连说话的力气都没有了。好，外伤暂时不用考虑了。

"还有，你有没有和男朋友发生性生活过？这个非常关键，涉及你的生命，要如实回答。"

她继续摇摇头。

"真的，肯定吗？"

她非常艰难地回答："医生，真的没有！"既然肯定，流产之类的大出血也可以排除。剩下就是功血的可能性最大！

大家不要以为我们医生无聊，整天问人家有没有性生活，有些人因为不好意思，所以会隐瞒一些她认为无关紧要的过去，但是，这些她认为的无关紧要，很可能恰恰是帮助我们医生做出正确判断的关键所在，比如，确定没有性生活，那么就不可能是怀孕问题引起的疾病！

因为这个，我们经常会受到病人或者家属的误会和不理解。曾经有一位15岁的初中学生，因为出血20多天不干净，突然大出血1天来看病，当然，没有像今天这位姑娘这样严重。她和妈妈一起进来诊室，我们按常规问她是否有性生活，没想到话刚说完，这位妈妈就发飙了："小姑娘哪来的性生活，乖着呢，你们看病就看病，干吗问这些？不就是月经乱吗，开药治疗就是，别浪费时间！"

我当时立刻告诉这位妈妈："请您先出去一会儿，您放心，这里还有别的病人和学生在，我要和您女儿沟通一下。"这位妈妈非常不情愿地出去了。

"小妹妹，请你如实告诉叔叔，你有没有男朋友？"

"有2个。"小妹妹低头低声回答。

"对啦，在医生面前要说实话，不然我们医生判断不了疾病的。那你们有没有那个那个啊？"对于小姑娘，有些话我还是说不出口，只好用"那个"来代替。

"1个月前有过一次那个。"小姑娘很不情愿地说。

得到小姑娘的确认后，我让她妈妈进来，说要做一些检查，当然是确定是否怀孕的检查。当这位妈妈拿过化验单，看到写着"妊娠试验"这4个字，再次发飙："亏你还是个副教授，是不是开单有提成啊？我女儿月经不好，干吗要验怀孕啊！不验！"

呵呵，那时我确实是副教授，这位妈妈看来年纪比我大，我不反驳，只是微笑着说："这位大姐，请您带着您家姑娘先去化验，等会儿我再和您解释，好吗？如果您是真爱您的女儿的话，请配合我们医生。"

化验的结果，HCG（＋）！

这回，这位妈妈不是对我们不满了，而是狂骂女儿了。唉！15岁的姑娘，发生这事，能骂她吗？该骂的是当妈的，是当今的某些教育！我心里暗想。

可怜的小姑娘！

最后确诊，小姑娘属于流产不全，因为自然流产不干净，子宫里面有残留组织物，导致出血，经过简单的处理后，再加上中药，小姑娘很快恢复。希望这次经历留下的伤痛不要影响她以后漫长的人生道路。

在得到小静的肯定后，我已经可以判断，她得的是功血！

接着做了个普通的体检。不要以为普通的检查没意义，其实意义可大，现在因为环境和某些法规问题，使得医生不敢用自己的双手来判断疾病，而是过分甚至滥用各种仪器设备各种化验检查来判断。

我查看小静的皮肤，没有发现有出血红点或者瘀斑之类，初步排除了血液性疾病（当然接着需要进一步检查），腹部也没有触痛之类的异常，可以基本排除腹部的急腹症引起的内出血休克（比如黄体破裂、宫外孕之类）。

体检后，血型和血液分析报告也出来了，血红蛋白只有40G/L，严重贫血！

按照功血的常规治疗加上输血，小静的病情得到控制，逐渐稳定下来了。

忙完已经是凌晨5点了，因为是冬季，外面还是一片肃杀，天也还是漆黑的。我和一线值班大夫说，别上洗手间了，赶快回病房还可以睡2个多小时，等会儿还有2台手术等着呢。

第二天上午，小静转到妇科病房继续治疗。此时的小静已经慢慢恢复，用了激素止血加上中药治疗，阴道出血量已经明显减少，又经过几天治疗后出血干净，血红蛋白恢复到90G/L。

服用性激素药物要严格执行医嘱

接下来，通过面对面的交流，我详细地了解了小静姑娘的既往情况。

小静12岁月经初潮，来了第一次月经后接着4个月没来，父母着急，找了医生，医生给了催经的激素，并且连用3个周期！没想到，停止吃激素后，小静的月经就变得麻烦了，要么不来，一来就来个不停，从此开始在医院与学校间奔走，幸亏小静是个坚强的姑娘，学习成绩倒也不错，一直排在班里前几位。

现在随着生活环境等各种改变，小姑娘的初潮年龄已经明显提前，多数孩子小学五六年级时就已经开始来月经，也就是 11 ～ 12 岁，只要没啥问题，虽然年龄小点来月经，也属于正常。但是如果 10 岁以下来月经的，作为父母就需要警惕是否有早熟的情况，需要及时找医生诊断判断。

一般来说青春期女性初潮后需要 1.5 ～ 6 年（平均 4.2 年）建立稳定的月经周期性调控机制。因为这时性腺轴发育尚未成熟，再加上生理及心理易受影响、情绪变化大，故常常无排卵，月经不能规律来潮。如果来的量过多，会慢慢导致慢性贫血，需要治疗；如果来的量不多，但是经常十几天甚至二十几天、一个多月不能干净，也需要治疗。

如果经量不多、经期不会超过 7 天，即使没有按时来潮，可以默认属于青春期的自我调节阶段，不需要吃药治疗，治疗了反而可能干扰体内的自我调节机制。但是如果除了月经，还有过度肥胖、狂长青春痘、体毛明显等症状，就需要找医生进行评估并做相应的处理。因为这个可能属于青春期多囊卵巢综合征。

就像小静，其实当年初潮后 4 个月不来月经，完全属于正常的生理范围，可以不需要治疗的，她却接受了激素的连续治疗。最后的长期月经不调可能因此而引发。

小静在经过 3 个月的激素治疗后，月经正常了 2 个月，第三次月经就乱了，一来就 20 多天干净不了，每天都是一点点，继续医院复诊，医生这次也开了某种短效避孕药治疗，虽然止了血，但是给小静带来了很大的烦恼。

当时医生交代这药每天要吃 3 次，所以有一次小静带着回学校吃，无意中被小同学们发现了小静在吃避孕药，这下就热闹了。要知道现在的孩子思想都早熟，虽然只是小学生而已，但是避孕药是咋回事他们都知道，这要归功于我们毫无顾忌的各种电视节目等等媒体媒介的影响，当然家庭教育的缺失也是罪魁祸首。同学们虽然是无意地开玩笑，但是让小静感到很难受。其实，哪个孩子没个感冒发热的，我认为如果要给孩子吃这样的药，其实可以不要外包装的。

避孕药除了避孕之外，确实可以用于很多妇科月经病的治疗，只是孩子们的好奇让小静的心理受了影响。所以，后来再使用避孕药时，小静虽然也吃，但是都很抗拒。

就这样，小静在激素的治疗下慢慢度过了一次又一次的月经折磨，吃药期间就能控制月经，一旦停药就立刻乱掉。

按照书本的做法，对于小静这样的功血治疗，程序是这样的：先止血，接着就是激素控制月经周期 3 个月，接着就是促排卵药 3 个月后停药观察。

小静的治疗经过简直就是教科书。

在接下来的日子，小静吃了 3 个周期的某种促排卵药，吃药期间确实月经正常，小静的父母开心啊，治疗有效果；小静也开心，终于有了正常的月经。医生也说有效啊，很好啊。

可惜，第四个月没用药，月经竟然又 2 个月都不来，等到 2 个半月时来了，这次一来就像是打开水龙头一样，血崩了！和小静这次急诊一样的情景。

小静当时吓蒙了，立刻到医院急诊处理，使用了大量的激素终于止血了，接着就是继续重复以前的激素周期治疗。

以后的数年中，小静的治疗药物包括了当今常用的所有妇科激素，甚至有一段时间还用上了做试管婴儿才用到的激素。

究竟功血为什么会这么严重？能治好吗？长期的激素治疗有何后果？

功血，虽然不是最疑难的，却属于月经病中最严重的，因为一旦出现像小静这样的血崩，会造成严重的贫血甚至有生命危险。

什么会导致功血发作呢？此间的机理很复杂，但大体可以用一个字来表达：乱！

调节月经的生殖内分泌功能的指挥中心出现了混乱，导致从大脑到卵巢到子宫的整个生殖轴像热锅上的蚂蚁，像电脑中了病毒到处都是乱码或者各种程序混乱启动甚至死机、系统崩溃！

功血的特点就是出血不再叫作月经，也可以用一个字形容：乱！胡乱出血！

功血分为无排卵型和有排卵型。

无排卵型功血可以理解为你悲催地拥有一位不可理喻的、性格捉摸不定的、脾气暴躁或者极端郁闷的大姨妈，本来姨妈是亲戚，欢迎啊，可是这位大姨妈还没进门已经一路发飙，好不容易安顿好姨妈了，竟然发现原来姨妈每天的生活起居毫无规律，直弄得你这位外甥女寝食难安。

月经周期完全紊乱，没有一点的规律性，有时大量出血如血崩，像打开水龙头一样，一小时可能就湿满一张卫生巾了，常常引起急性贫血，小静就是这种情况。有时又淋漓不断像雨季屋漏，烦！这就是无排卵功血的特点，常常发生于青春期和更年期。

像小静这样的年轻姑娘，连生育都还没到时间考虑，治疗的目的就是为了止血。这样的病人只能尽可能地调整周期，不要期望可以调到每月自动正常来潮，能有些规律自然来潮就很满意了。

小静这次急诊之前，已经治疗很多年了，病情基本都会反复，达不到根治的效果。但也只能用药物。如果在使用药物也无法止血的情况下，就只能采用手术的办法——刮宫！就是把子宫内膜全部刮掉，一方面可以尽快达到止血目的，还可以把内膜送去做检验，明确内膜是否有异常改变。

好在小静经过大量的激素治疗和输血治疗加上中药，一天内基本控制了出血问题，避免了诊刮。

诊刮属于手术操作，具体操作有点像做人工流产，只是时间和操作过程有点不太一样。这种方法对于成年女性或者更年期女性的功血是最常用的，对于青春期患者只有在万不得已的情况下才考虑。

在我刚做医生的第3年，有位17岁的小姑娘，出血情况比小静严重很多，当时血红蛋白只有30G/L，血压已经几乎测不到了，阴道口还在继续大量流着血，立刻按照常规给了大量的激素，剂量已经加到超过正常量的一倍了，却丝毫没有血停的迹象，为了救命，在和患者本人和家属沟通后，立刻行了刮宫术，刮完基本止血，同时把刮出来的东西送检查，证明为内膜息肉。（内膜息肉属于良性病变，但也是功血的一个常见病因，基本发现了都需要手术割掉，药物基本无效。有时大点的息肉可以通过B超发现，小的就难以从B超发现了。这位姑娘之前的B超只有报告内膜增厚，并没有考虑息肉。）这次诊刮后，这位姑娘从此一直坚持用中药治疗到28岁结婚，并幸运地生娃。但是生娃后2年，又再次复发，当然这时她已经不考虑生育了，治疗起来就简单些。

功血的第二种类型是有排卵型功血，这个常见于生育期女性，你的这位大姨妈人很好，各种行为都很有规律，性格也好，不会胡乱发脾气，生活起居也很规律。但是她有个特点：唠叨，经常在你耳边说个不停。开始你还能受得了，但是时间一长你就郁闷了。

做人姨妈不容易啊。

这种功血表现出的月经特点就是：月经周期是有规律的，基本定期来，有时也会提早或者推后几天来，但都是有规律的月经。有时量会增多、经期时间会延长。这可以说是功血中的轻症，治疗简单，效果也可以。但是对于成年人，出现月经明显增多或者经期延长明显，经过短时间的药物治疗没效的话，还是建议刮宫！

一位只有 35 岁的女性，月经周期一直规则，30 ~ 35 天来一次，但是每次量比较多，一般也经常需要 7 ~ 10 天才能干净。一年前我就建议她刮宫，但是她知道刮宫是手术，抗拒不接受，就采用药物治疗，有时好转有时又和原来一样，某一天突然间就发生了血崩，这时不得不刮宫了，一刮，惨！子宫内膜癌！

如果是一年前刮宫，按照子宫内膜癌的变化规律，当时最多也只是一个癌前病变甚至连癌前病变也到不了，那么结局就完全不一样。所以，不要因为觉得年轻不会得内膜癌，不要因为是一个小手术就担心而不敢做，再次强调一下，医学措施的决定和选择，不是怕不怕的问题，也不是你想不想的问题，而是必要和不必要的问题！如果确实必要，即使你怕、你不想，都必须执行。

小静住院 10 天，基本已经没有出血了，经过少量多次的输血，年轻的脸庞也有些红润了，可以出院。

当然中药是必需的，并且给她一个信息：接下来很长时间要喝"中国式咖啡"了，这是很多人对中药的别称。

出院医嘱最关键的不是回去后休息啊、饮食啊之类，而是激素的服用！

用于月经病治疗的各种激素（常用的有雌激素、孕激素），都需要有严格的服用方法，药量或者调整药量都需要严格执行，少喝一碗中药或者少吃点饭没问题，但是如果这些激素类的药提早吃了、忘记吃了、多吃了、少吃了等等，都可能立刻会引起出血！所以千万别忘！

三周后，小静停药的第四天，新的月经来潮了。

这次因为已经用了激素和中药，周期和经量基本都没事，继续第二个周期的中西药联合治疗。

27天后，再次月经来临，继续第二周期的治疗。

第三周期月经也按时来潮。

按照规定的治疗判断，小静已经属于临床治好了。但是这两次月经全都是依靠药物控制的，如果停药，恐怕又会恢复原来的样子，那又是前功尽废。

第四个月，停用了激素，只剩下中药。幸运的是她竟然多年来第一次自然月经来潮，并且量也不多，6天干净。小静非常开心，竟然写了一篇名为《我的医生哥哥》的文章，朗读给全班同学听——他们是文学系的。可惜小静一直不肯把稿子拿给我看看。

小静就这样在门诊随访了1年，期间没有发生过严重的问题，偶然会有月经量增多的现象，但是并不会导致她贫血。小静的学业成绩一直都很好。

转眼到了大三，有一次小静来复诊，临走时悄悄地告诉我："叶大哥，我恋爱了。"

这时，小静已经21岁了，恋爱是很正常的事。大学时代的恋爱，不管最终结果如何，都是人生的一份美好记忆。

既然小静已经把我当大哥了，我当然告诉她要注意保护好自己的身体，特别对于紧急避孕药不要使用，以免引发病情复发。

小静有点红着脸离开了诊室。

2010 年的春天，不幸的事情又发生了，就在大四准备毕业的时候，小静再次发生了血崩！

内膜病理报告中的子丑寅卯

那天下午门诊，6 点 30 分，电脑系统呼叫："请 36 号菲菲到九诊室就诊！"

诊室的门被轻轻打开了，一位脸庞清秀略显忧郁并且非常憔悴的大约 25 岁的姑娘走了进来。她就是菲菲。

亚丽请她坐下，先询问病史，因为我还有一位病人正在摸脉开药。

可是，亚丽问了很久，这位姑娘除了一味流泪，没说别的，我知道她应该有难言之隐了。

"亚丽，稍等一会儿吧，这位我开完药就帮她看看，你叫下一位进来。"就在准备点击下一位时，门被重重地推开了，另一位姑娘喘着气跑了进来。

"叶大哥，不行了，不行了，我又大出血了！"是小静！

功血复发往往在我们医生意料之中，但是作为病人，每次复发时都会无比紧张。

小静脸色有点白，不知是因为出血多还是因为害怕。

"不好意思，菲菲，请你稍等，这位有点紧急，我先处理。"

没想到菲菲很配合，"没事，我等等，叶医生你先处理吧。"

"小静，坐下，说说情况。"我赶紧让小静坐下。

原来，这段时间，因为毕业各种事情，小静已经一个多月没有好好休息，经常赶活到凌晨 2 ~ 3 点，一早又要去试工，还要准备毕业论文等等，月经其实已经超过 50 天没来潮了。她自己也没放在心上，认为不来还省事。没想到这天上午突然大姨妈光临，一来就是大阵势，数个小时内已经换了 4 条夜用的卫生垫，每条都湿透了！难怪她现在脸色青白，不是吓的！

我当然告诉小静，按常规需要住院治疗，避免发生以前的那种严重失血情况。

一听要住院，小静急了，眼眶红红的，"叶哥，不住院行吗？我晚上还要赶个任务，已经约好明早试工，这是最后一关了！"

就业！健康！孰重孰轻？

看着小静祈望和着急的眼神，我打消了劝她住院的念头。其实住院就是为了方便观察病情，治疗上和不住院没啥区别。

没别的办法，现在只能使用大剂量激素才能控制她的出血，并且也采取了一些中医药的紧急止血措施。我一再向她强调，如果出血没有得到控制，一定要及时赶回医院！

看着拿着处方快步离去的小静背影，我突然想起网络上的一句流行语："大学毕业等于失业"，所以在小静的心里明天试工重要过身体。我心里暗暗希望小静可以坚持住，也祝愿她明天试工成功。

对于月经病的调节，除了原来的疾病之外，心情、环境、饮食、生活起居等都是影响因素，对于原来已经有月经不好的，心情的调节和有规律的作息是非常重要的。

一位广州某名牌中学的女学生，初潮后到了高二月经一直正常，经过努力，以非常高的分数考上了国内最为出名的一流大学，但是从拿到入学通知书的那刻开始，闭经开始伴随她了，究其原因，就是高三这一年她都处于高度紧张和严重休息不够、饮食不调的环境下，各种作业、各种模拟考、各种来自各方的压力包围着她，可怜她本来是鲜花怒放的时候却萎枯了！经过检查，判断为下丘脑性闭经，为长期的精神压力所致，导致了严重的功能损害，虽然经过治疗会恢复一点月经，但是不用药时就不会来潮，以后的生育也不可避免会受到影响。看到自己女儿这样，妈妈暗自流泪。我私下批评了这位妈妈："已经过去的，不要再拿出来唠叨，如果你女儿知道，会增加她的心理问题的。"

这位姑娘问："叶医生，我的病是因为高三过于紧张造成的吗？"

"姑娘，紧张是会影响月经的，但是还有很多其他因素，你也不需要担心，越担心就越难恢复。现在考上大学了，学习是需要的，但是要学会放松心情，注意规律作息，适当地做做运动，再吃吃药，有时是完全可以恢复的。"我给了她忠告。

幸运的是，她是一位非常聪明的姑娘，崇尚快乐学习快乐生活。经过药物治疗，加上她自己的积极努力，从大二开始她的月经终于恢复正常来潮。

小静这次功血发作，应该也与她近期的情绪紧张、熬夜等有关。

"菲菲，请过来吧。"我没有忘记还有一位内心苦闷的姑娘正等着呢。

我还没开始问病情，菲菲的眼泪已经从她极度憔悴的脸上哗啦啦地流下来了。

虽然见惯了女人的泪水，但一见面就哭成这个样子的还是第一次遇到，并且是一位很年轻的姑娘。

我没有再追问她什么，伸手把她手上拿着的病历本和各种检查单拿过来，就先让她哭吧，哭完或许内心会轻松些。

又是功血！

菲菲26岁，月经混乱5年，本次是连续阴道流血50多天找医生看病。

和小静一样，她也长期进行了西药的激素治疗，其中也曾经找过某些民间秘方吃，虽然没有小静一样的严重血崩，但长期的淋漓漏血却令人心烦和着急。详细的治疗经过不再啰唆。

一周前，菲菲前往某家大型医院检查，B超检查发现子宫内膜很厚，并且回声不均匀，因为菲菲已经和男朋友有过性生活了，医生就建议做刮宫，今天拿到子宫内膜的病理报告，报告这样写着：子宫内膜中到重度不典型增生。看到这样的报告，医生严肃地告诉她：为了生命健康，建议切除子宫。

切除子宫！？菲菲才26岁，还没结婚生娃呢！

医生强调：如果不切，癌变的可能性很大，如果等到癌变，结果就完全不一样了。

这个结果，对菲菲的打击不是一般的大，回家后足足哭了一个晚上。

诊刮后子宫内膜检查结果如何解读呢？当你拿到一张报告时，医生当然会告诉你哪些情况需要治疗，哪些不需要治疗。但是至于这些情况的来龙去脉，你可能还是一头雾水。

子宫内膜就是子宫这个生命的摇篮里面那一层薄薄的丝棉垫，每个正常的月经周期中，这层软绵绵的薄垫会定期地脱落和生长，一旦脱落，月经就来潮，接着月经干净了就是内膜的增生期，配合着卵子小姑娘的长大，内膜的厚度也慢慢地增加，到了排卵前一刻达到最厚，一般正常为0.8～1.5cm，低于0.8的认为内膜偏薄，不容易怀孕，大于1.5的属于内膜过厚，如果月经正常，那么厚点也几乎没啥事。

内膜薄可能会月经减少，特别那些有人工流产或者其他问题刮宫历史的，比较容易引起内膜薄，如果内膜薄而出现月经过少，再抽血检查性激素排除卵巢功能早衰可能的情况下，需要区分哪些需要治疗，哪些可以不需要治疗。

不管有没有卵巢功能减退，内膜薄引起月经少的，只要你还要生育，就需要治疗，并且往往这时的治疗效果一般，即使使用了各种甚至大剂量激素刺激，也不一定有效果。因此对于还没生过孩子的女性，内膜薄引起的月经过少是很严重的。

有位28岁的女性，3年前不考虑生育做了人工流产，2个月后出现月经减少，慢慢每次月经都只是一点点褐色分泌物，基本用护垫即可，不需要用卫生巾，找医生看病，做了B超，也做了宫腔镜检查，证实属于人流内膜损伤引起。

人工流产，不管是可视还是微创，全都是有创的，根据目前一些法规和最后的决议：人流后如果出现不干净，有东西残留，属于差错；而流产后内膜损伤，只要没有残留组织物，那么就属于并发症而不属于差错，管他以后月经是否正常。医生为了避免所谓的差错，就只能尽量地刮干净，甚至过度的干净。这样带来的后果就是：人流的残留组织物少了，可是流产后引起月经过少甚至宫腔粘连、闭经的多了！

你可能会这样说：那么医生就应该保证既要做到干净，又要避免损伤内膜。

事实上，世界上没有一个医生能够给你打这样的包票，只能说是尽力。

这位28岁的内膜损伤患者，在宫腔镜检查后接受了大剂量的雌激素治疗，开始是每天4粒，第1个月没效；第2个月开始每天为8粒，也没效，月经依然极少；第3个月每日10粒，还是没效。因为出现了乳腺的明显不适，胀痛和增生厉害，医生第4个月开始就停药了。长期的、大剂量的雌激素对乳腺的刺激是肯定的，一旦出现明显不舒服，就要及时停药，并找乳腺科医生检查。

过了2个月，月经依然很少，终于她想起了中医。

我按照中医的认识，给她开了中药，前2个月不加西药，每天喝2次"中国苦咖啡"，月经量增多了一丁点，护垫的血染范围大了。第3个月，再加上小剂量的雌激素，每天只吃1粒，经过2个月的治疗，月经量增多了，需要用卫生巾了。

虽然她的月经量增多了，内膜却一直很薄，基本在排卵期最厚的时候也只有 6mm 而已，她结婚后打算要孩子，因为某些特殊原因需要做试管，可是一到生殖中心，被医生拒绝了，说她内膜太薄了，不合适试管。

她没办法就继续吃中药，时不时加服雌激素进行周期性治疗，没想到治疗半年左右，她竟然自然怀孕，经过安胎，最终成功！

大量的临床案例说明，大剂量激素是不可能刺激内膜增厚的，纯属心理作用。

与内膜薄相反，内膜厚会引起月经量增多或者时间延长，最多见于体内雌激素水平过高或者长期接受激素治疗的女性，这时不管生过还是没生过，都需要治疗。

小静和菲菲都有内膜过厚的问题。小静当时处于青春期，年纪小，没有性生活，内膜虽厚但回声是均匀的，加上激素和中药治疗有一定的效果，所以不考虑刮宫。而菲菲因为内膜厚而且回声不均匀，同时也已经有性生活，加上激素治疗效果不好，所以建议刮宫！

菲菲的刮宫报告为何严重到医生要建议年仅 26 岁的菲菲切除子宫呢？

如果你做了刮宫，把内膜送病理检查，以下结果可能有一种是属于你的：

1. 报告上写着"分泌期内膜或者增生期内膜"，这样的报告说明你的月经是正常的，没有病变，不管年龄大小，可以不需要特别的治疗。

2. 报告上写着"内膜部分增生过长，部分有分泌改变"，这样的情况基本属于月经病的轻症，可能有月经过多或者经期延长，但是月经还是有规律的，需要做一些简单的治疗。

3. 报告上写着"内膜单纯性增生过长"。对于年轻的或者有生育要求的，这时候可以采用孕激素的周期性治疗，适当促排卵治疗。对于年纪大的（超过40岁以上）且已经不再考虑生育的，可以采用手术治疗。如果这位女性已经是绝经后的再次出血，内膜检查出现这样的报告，应该立刻手术切除子宫。

4. 如果报告上写着"内膜腺瘤样增生"，就比单纯性增生严重，但还是属于良性范围，年轻的有生育要求的，也可以用药物治疗。年纪超过40岁又不考虑生育的，建议切除子宫而不建议药物治疗。

5. 如果报告上写着"内膜不典型增生（分低度、中度、重度）"，这个也称为"子宫内膜癌癌前病变"，对于已经不考虑生育的，轻中度的也可考虑切除子宫。而对于重度的不典型增生，不管年龄或者是否有生育考虑，都建议首先考虑子宫切除！

因为，内膜的重度不典型增生已经和内膜癌紧挨在一起，也可以说已经是肩并肩了，一个不小心，就会被癌症这个恐怖分子拉拢过去。

6. 报告上如果写着"内膜癌"，不用说了，癌症！

菲菲就属于重度不典型增生！

难怪菲菲拿到报告，听到医生的建议后哭了一个晚上！

如果这时手术，可以保留菲菲的双侧卵巢，但是因为子宫已经切除，所以就失去自然怀孕的条件。如果不手术，那么万一癌变了，卵巢就保不住了，一样没有怀孕的条件，还要忍受着失去卵巢带来的长期身体各种不适的折磨！

医生给菲菲的建议完全是合理的。

菲菲今天来到这里，目的是寻求中药方法进行治疗而不用切除子宫。

"叶医生，那边医生肯定说只有手术，不会给我药物治疗，中医有办法吗？"

呜呜呜，菲菲边说边哭："我还没生孩子呢！"

亚丽给菲菲递过纸巾，我的诊室常备有纸巾。

一个26岁的姑娘，被建议切掉子宫！换成是我，绝对哭得比菲菲厉害。但医学的建议并不会因为患者的哭笑而随便改变。

菲菲的哭声停了下来。

"菲菲，抱歉让你失望了，我的意见也是建议你子宫切除。"我用低沉的语气回答她。

菲菲听了，用手背抹了一下眼泪和一丝鼻涕，我后来才知道她是一位小学老师。

"叶医生，那我没救了，子宫不在了，我还是女人吗？"很多人以为子宫才是女性的最关键部分，没想到其实卵巢才是。

"当然是女人，并且切除子宫后，你还是美丽的，当然遗憾的就是你永远放弃了生育。"我继续轻声细语地回答她。

"真的不能用药物，中药也没用是吗？"菲菲咄咄逼人，这回已经完全不哭了，要轮到我哭了。

"真的，手术是最好的办法。"我用较为肯定的语气了。

"叶医生，如果我宁愿死，也不选择切除子宫呢？你开不开药给我？"上帝啊，今天算是遇上一位对手了。

"叶医生，求求你了，开药给我吧，我不想手术，我愿意冒得癌症的风险，我得了癌症，不会连累你的。"

"如果，我是你亲妹，你也这样建议吗？你就不会给她一个怀孕的机会吗？"菲菲连珠炮般的问题一口气向我射过来，轮到我冒汗！

"菲菲，别着急，别激动，我明白和理解你的心情，但是医学的东西，不是你想不想的问题，而是客观的必要不必要问题，你的情况确实比较严重，你也不需要立刻接受，可以回家和家人再商量再决定。"我给了自己一个下台的机会。

再沟通一会儿后，我给菲菲开了一些调养的中药，让她回家和家人商量后再决定治疗问题。

有时治病就是一场赌博

世界有时真的奇妙，4 天后的下午我门诊，小静和菲菲也不约而同地都来复诊。

小静吃了 4 天中药和西药后，出血量已经明显减少，除了前两天大出血外，这两天来的出血量和普通月经量差不多。我发现小静的气色还算不错，虽然还有点苍白，但是青春的活力却写在她脸上。

"叶大哥，我出血很少了，我的工作也确定了，被录取了。"小静开心地对我说。

我忘记小静的专业了，祝贺她："呵呵，恭喜恭喜！可以拿工资了，在哪个公司啊？"

"叶大哥，您忘了，我是要当老师的，在 45 中学当老师。"

对啊，小静是师范大学文学专业的，做老师完全有资格。

"哈哈哈，和叶大哥一样都是老师了，欢迎入列。"

"叶大哥，我要送一份小礼物给您，请您收下。"小静用不能商量的语气说。

我还没开口，小静拿着手机喊："喂，你进来吧。"

大约 5 秒钟，一位身高大约 175 的帅小伙进了诊室，手拿着一束鲜花，貌似很不好意思，当然了，这里是妇产科门诊。

"叶大哥，这是我男朋友，这花是今天毕业典礼送的，我要送给您。"

小静把毕业典礼的鲜花送给我，感动。

"谢谢小静姑娘，这花我收了！"我从小静手里把花拿了过来，端端正正地摆在桌子的正中间。

开完药，望着这对小年轻手拉着手的背影，突然想起 20 年前曾经年轻的自己，也一样和一位年轻的姑娘手拉手过。

小静走出诊室时，迎面进来的是菲菲，她俩擦肩而过，彼此陌生。和小静满脸春光相反，菲菲的脸上依然写满了忧愁与憔悴！

"菲菲，请坐吧，考虑得怎么样了？"

"叶医生，我还是不能接受切除子宫，虽然家里人要我相信医生，但是我无法接受不能生宝宝了。"菲菲用肯定的语气回答。

"叶医生，您就给我用药治疗吧，有责任我自己承担。"看来菲菲是不可能接受手术的建议了。

"菲菲，手术的话，基本以后不会有癌变，卵巢也继续存在，除了不能生育外，你还是一个漂亮的姑娘；药物治疗的结果却难以估计，万一出现癌变，那么卵巢也跟着会切除，这时除了不能生育外，女性的全身生理机能也将受到严重影响，以后的生活将变得艰难啊。"我还是没有放弃劝告菲菲接受手术的念头。

"叶医生，您不用再劝我了，我宁愿冒着癌变的可能，也要保有生育的机会和希望。"菲菲愈发坚定。她一个月前才结婚！

既然菲菲这样明确表达了意见，我作为医生，只能尽力而为了。

当然，出于对双方的保护，我把手术与不手术带来的可能性问题明确地写在了病历本上，并且医患双方都需要签上名字。

我先签名，这是我行医以来最为艰难的一次签名，甚至感到自己拿笔的手有点轻轻地颤抖。但是，菲菲却非常爽快地签上，笔画里显示着一种刚毅。

我给菲菲制订了一个治疗计划，具体分两步骤：治病与助孕。

1. 从现在开始，前 3 个月按照内膜癌的非手术疗法，采用中药加高效孕激素治疗，3 个月后刮宫确定内膜的情况。

2. 接着再用中药加普通孕激素治疗 3 个月，然后再取内膜检查明确。

3. 第 7 个月开始中西药促排卵治疗助孕。

给了她本月的中药和孕激素药物，交代来月经后复查。

菲菲拿着处方，眼睛闪过一丝泪光，我无法判断这是伤感的还是充满希望激动的泪光。

有时，医学的处理也可以理解是一种赌博，是一种掺杂了人性、情感与理智的赌博，因为一切都只能用时间来证明。

接下来的日子，小静和菲菲这两位互不认识但属于同一类疾病的姑娘就这样在第九诊室进出着。

菲菲经过前 3 个月的治疗，月经基本规律，每次时间还是 7 ~ 10 天，第 4 个月建议做了诊刮，内膜结果提示：内膜增生过长，部分有分泌改变。看到这样的结果让我深呼一口气，看来我和菲菲都有希望得到好运了。

到了第 6 个月来月经时再次刮宫，内膜的检查报告为：分泌晚期内膜增生早期改变。这个报告已经显示属于正常的内膜了。

我明确地告诉菲菲，治疗已经取得阶段性的效果，短期内不会有癌变的可能了。

菲菲当然也很开心，脸上开始恢复了年轻姑娘才有的红晕。虽然我建议她在家休养不上班，她却一直坚持回学校上课。

我开始给菲菲中西药促排卵治疗了，希望她继续好运，能一击即中，完成生育的愿望。

就在菲菲开始促排卵治疗的同时，某次复诊，小静告诉我，她想和小帅哥拉上天窗了。

"叶大哥，我打算结婚了，有机会也想着快点怀孕生孩子，趁年轻啊。"小静满脸幸福地告诉我。

我给小静重新制定了治疗方案，并且开始交代她监测基础体温。

基础体温可以直观地反映女性整个月经周期的变化规律，只要体温测得准确，是最佳的判断排卵及各种月经病的省时省力并且不需要任何花费的方法。

任何时候都可以开始测基础体温，而不需要像书上讲的必须从月经的第一天开始测。

测的时间是：每天早上睡醒时。何时睡醒就何时测。经常有女性为了测体温，每天调好闹钟，准点测，这是不需要的，反而让自己紧张。

注意事项是：测完后才起床干别的活，测的时候尽量别动，5 分钟即可，最好用普通的水银温度计测口温，因为电子温度计很容易受环境的影响。

正常女性的基础体温会有这样的变化：月经期和月经后一段时间，维持低温水平，一般维持在 36.2 ~ 36.5℃之间，排卵前一天温度最低。但是很多人可能会没有最低温，排卵完全正常，所以不要纠结为何没有最低温那一天。排卵后，体温会升高，高温期一般在 36.7 ~ 37.0℃之间。实际上也不是一排卵就立刻升高，3 天内升高都属于正常范围。以上就是典型标准的双相体温。基础体温允许有 0.2℃的波动范围。

但是每个人的体温曲线高低因人而异，如果你的低温期是 36℃左右，那么 36.4℃或 36.5℃在别人是低温，对于你却已经属于高温期了，只要高低温有

0.3℃的差别，就可以认为是双相体温。也就是说每个人的体温有自己的规律，而不要用别人的来对照，这样你会郁闷的，一旦郁闷，就失去了测体温的意义。

如果一直都是低温期而没有双相，那么就认为没有排卵；如果高温期短（小于 12 天），就认为属于排卵后黄体不好；如果来月经后体温不是很快下降而是慢慢下降，属于黄体萎缩不全，常常见于月经期延长。如果高温期超过 15 天基本可以去测是否怀孕了。个别人高温期会有 17 天才会来月经，大多数都是高温期在 12 ~ 15 天。

有些人常会拿着体温表来判断同房时间，那么你就错了，因为体温需要测完整个月经周期，才能做出判断，只有体温升高后才会知道排卵的日期。按照怀孕的几率高低，排卵前的一天 AA，机会大过排卵日，而排卵日 AA，机会又大过排卵后一天。如果看着体温表去 AA，基本都是第三种情形了，也就是理论上的最低机会了。

所以，建议月经有问题的、生育有问题的女性可以测体温，但是不要用体温表来指导决定什么，应该把分析和判断的事情交给医生处理。

有时是缘分，有时也是天意，世界就是有那么巧合的事情。

菲菲和小静竟然相差一天来月经，那天下午出诊，两个人不约而同进来诊室，于是她俩从这天开始认识，一位是小学老师，一位是中学老师，再加上我这位大学老师，我想着心里都觉得乐。

对她俩我给出的治疗方案是基本一样的，西药一样，中药有些差别，我干脆让她俩都安排在同一天监测排卵，就在这样的治疗监测中，两个人慢慢成了无话不说的姐妹。菲菲比小静大，小静称她为"菲姐"。受到小静的影响，菲菲从此不再叫我叶医生，而是叫我叶哥了。

第一次促排卵治疗，两人都有排卵，但是没有怀上。

第二次促排卵治疗，也都有排卵。

那天只有小静一个人前来复诊，之前基本都是一起来的。

在处理完小静后，小静说："叶大哥，菲姐她说月经没来，就不来复诊了，但是她温度一直很高啊，你看看，这是她的体温表。"小静给我看看她手机里菲菲发给她的体温表。

高温期已经 17 天！怀孕了！

"小静，你赶快叫菲菲用验孕棒测一下，如果中队长了就尽快到医院抽血确认。"

"哇！太好了，恭喜菲姐！耶，下个月轮到我了！"我觉得小静比自己怀孕了还高兴。

菲菲终于确定怀孕了，在抽血有结果后从东莞回来复诊，她哭了，不过这次和半年多前的那次大哭不一样，那时是伤心落泪，这次是带着笑而哭。

"叶哥，我要抱您一下。"我都还没来得及答应，菲菲已经把坐着的我给抱了。

接着当然就是安胎监测了，过程不表。

菲菲怀孕一个月后的一个傍晚，我刚从诊室出来准备去洗手间，小静迎面走来，我准备打招呼时，她突然连话也没说就把我抱了，候诊大厅还有很多病人，我也穿着工作服，虽然我已经被抱惯了，但是这个时候这种环境下，感觉还是有点尴尬。

"叶大哥，我中了！"小静竟然不是大声地说，而是在我肩膀上轻轻地说。

恭喜！

小静的靓仔丈夫就在她背后，也笑眯眯地看着我。

不知何时开始，找我看病的姐妹们就传说，要是还没怀上，抱抱叶哥容易怀，如果怀上了，抱抱叶哥容易把胎保住。我知道这样的传说后，只有哭笑不得，怀孕、安胎和抱我一下有关吗？

不过，既然抱着心里舒服安稳，我也来者不拒了，甚至也不分男女了。

小静放开手，眼睛闪着泪光。

我对着这位曾拿花给我的哥们儿说："来，哥们儿，拥抱一下，祝贺啊！"

小静、菲菲顺利地度过了孕早期，在怀孕 12 周后转产科复诊，从此很长时间我没有见过她俩，但是每次节日，几乎同时会收到她俩的祝福短信。

小静生完孩子度过哺乳期后，从此月经正常。

菲菲生完孩子后，我也建议她喂奶尽量喂久些，对她的病情有帮助。在她停止喂奶第一次经恢复后，我建议她再次做个刮宫，结果显示内膜完全正常。当拿到这张正常的报告后，菲菲竟然一句话都不说，泪水蜂拥而出，我知道，既往的经历正一幕幕呈现在她眼前。

祝福你们！小静姑娘！菲菲妹妹！

做漂亮女人，从关爱卵巢开始

功血，要么血流如崩，要么流血如漏，烦！

但是，没有月经，更烦！

对于女性的身体机能来说，不管从健康还是生殖角度，卵巢及其功能就是电脑的CPU！有旺盛的时候，有功能低下的时候，有出故障的时候，也有老化最后失去功能的时候。

女性的健康，应该从维护卵巢开始。

很多所谓的卵巢保养都是扯蛋

今天就讲讲一个傻笑的故事，阿妹的幸福傻笑的故事。

已经是晚上8点半了，看完了电脑里最后的一位病人，站起来伸了个懒腰，和助手琪琪说："琪琪，累了吧，今天门诊挺开心的。"因为今天下午和晚上门诊，总共来了7位孕妇，2位复诊，5位刚确定。作为一名搞生殖的大夫，最开心的时刻就是听到我的病人说："医生，我有了。"

"老师，当然开心啊，她们一路走来，太不容易了。"琪琪感慨地说。

突然，一位看似大大咧咧的少妇却小心翼翼地走进诊室。

因为心情确实不错，虽然她没有挂号，我还是请她坐下。

我仔细看了她，身高超过170，比我还高，但我感觉她的外表与她的实际年龄很不相符。

"叶大夫，能否帮我看看？"原来是位山东大妹子。本来应该是光滑标致的脸蛋上却印着很多斑点，忧郁的眼神夹着一丝的期盼。

她叫阿妹，很普通的名字。

"好吧，请坐，有啥问题，说吧。琪琪，帮写一下病历。"

阿妹，36岁，不孕2年，潮热出汗2年，闭经7个月。

为了生计事业，阿妹大学毕业后拼搏了数年，直到32岁才认识了现在的老公，34岁结婚，就在人生最为充满期盼和美好的时候，阿妹身体出问题了。

开始是出现了月经的推后，本来30天一次的月经周期变成了40天甚至50多天，接着月经量也越来越少。

"阿妹，你干吗那时不去找医生看看呢？"我问。

"哎，去医院很麻烦，看个病花个一天时间常有，加上工作忙，也懒得去。"阿妹用无奈的口气回答我。

其实，这些现象已经是阿妹卵巢功能出现严重状况的一种明显提示了，可惜阿妹失去了比较好的治疗时机，以至等她后来开始看医生时，病情已经变得非常严重了。

卵巢功能衰退是一个渐进性过程，从卵巢储备功能下降到卵巢功能衰竭闭经大约需要 1 ~ 5 年。绝大多数卵巢早衰患者在出现卵巢早衰前有月经稀发或月经紊乱，常常开始是月经量减少、月经周期推后，有些会出现类似无排卵功血的表现，可出现潮热、出汗、心烦、健忘等更年期的表现，另外随着卵巢功能的减退，女性的性欲也逐渐减退到完全没有性欲，外观上也会慢慢出现皮肤干燥缺乏光泽，脸上出现褐色斑点或者斑块，还会出现白带减少，阴部不适感等等。

这些症状的出现时间、程度均因人而异，有些人已经出现症状，但是卵巢功能还可以维持一段时间，有些人没啥症状，检查时却发现卵巢功能已经彻底衰竭。所以，一旦你出现上述一些类似的症状，应及时找医生判断，进一步查明原因，对症治疗。

确定卵巢功能是否减退其实不难，只要做个性激素检查就可以判断，一般可以选择在月经期的第三天左右抽血检查，主要看看这三项激素的水平和比例：FSH、LH、E2。因为各地的检测方法与试剂不一样，所以每家检测机构都会附上他们自己的正常对照值，医生可以帮助你作出判断。

阿妹其实已经意识到有问题了，但是阿妹关注的是媒体上的各种保健宣传和网络来路不明的信息，她今天听说某些美容院 SPA 馆之类可以进行卵巢保养，就花很多钱去买会员卡做所谓的保养；明天听说吃四物汤可以保养，就天天喝着四物汤；后天听说吃大豆可以保养，就把大豆当饭吃。家里的各种保健品营养品堆积如山……

"叶大夫，干吗我花了那么多功夫去保养卵巢，一点用都没有呢？"阿妹不解地问我，貌似很冤枉。

目前，信息的泛滥让不少 30 出头甚至更加年轻的女性走上卵巢保养之路，因为爱美之心，人皆有之。但是，从医学的角度来看，当今流行的所谓卵巢保养的宣传和方法，基本上是扯蛋，没多大用处。

首先，连我们妇科医生做阴道妇检时，都不一定可以摸到卵巢，那么哪来的腹部卵巢按摩？如果腹部能摸到卵巢，估计卵巢上是长了个大肿瘤。

其次，通过穴位精油按摩保养卵巢的方法，没有任何科学依据，如果按摩手法不对或者过于激烈，还可能造成意外。比如万一这位女性刚好有卵巢囊肿，被胡乱按摩的话，可能发生卵巢扭转，影响血液运行，导致瘤体瘀血、破裂，肿瘤中的内容物流到腹腔，会造成组织粘连，引起剧烈疼痛。

还有，市面上也出现了所谓的卵巢保养仪，说是照一照卵巢功能可以提高。很多女性用好确实会觉得很舒服。这是为何？所谓的保养仪多是利用红外线来达到对下腹部热敷的效果，而都市女性虚证体质的较多，往往是怕冷喜温，特别是女性的盆腔会尤为喜温，这种热敷确实对改善盆腔的血液循环是有帮助的。其实完全不需要花那么多钱买什么保养仪，买个热水袋经常热敷一下，或买来艾条在家艾灸一下，也会很舒服。至于照照能改善激素，更是瞎扯。

几盒艾条，一个热水袋，加上自己保持一个好心情，哪用得着花大价钱去被人忽悠呢？

为了预防卵巢功能减退和早衰，首先应当在日常生活中加强保护卵巢功能，提高女性自我保健意识，提倡健康的生活方式，在生活中学会减压，保持心情舒畅，正确并慎重地使用促排卵治疗，减少卵巢储备功能下降的发生。其次，卵巢储备功能下降并非不可逆，早期发现时应尽早干预，维护卵巢功能，避免病情的加重，防止进一步发展为卵巢早衰。

卵巢衰竭，山穷水尽

"阿妹，给我看看你以前的病历本吧。"我要了解阿妹 2 年来的治疗和效果，才能给她新的建议。

阿妹接受的是标准的治疗方法：激素替代治疗，但是也接受了促排卵治疗，用激素替代治疗期间，月经还是可以继续按时来潮，但是量极少，只有 2～3 片护垫而已。

可是，抽血指标却越来越严重，最近一次的抽血检查是一周前，性激素结果显示：FSH，120.13IU/L（3.5–12.5）；LH，50.35IU/L（2.4–12.6）；E2，21.89pmol/L（24.5–195），括号内是正常对照值。

看到这个性激素指标，我心里明白意味着什么，结合阿妹年龄判断，应该已经是彻底衰竭了。这和 20 多岁的不一样，年轻的姑娘，还可能有点内存。

"阿妹，你主要是想我帮你什么呢？"

"叶大夫，我想生孩子！那边的医生说我不可能生孩子了，我不信。希望您能帮我。"

其实，我真的不想第一次见面就给她绝望，但是看着 FSH 和 LH 的数值，除了给她绝望外，还能怎样呢？

"阿妹，如果这个检查单是正确的，那么实话告诉你吧，你要生育是不可能的了，除非用赠卵的方式。"

卵巢衰竭，医学上叫作绝对性不孕，因为卵巢已经不可能产卵了！自然怀孕是不可能的。但是目前试管婴儿技术越来越发达，虽然自己没有卵子，但是只要有人赠卵，用这个卵子和丈夫的精子在体外受精后，再移植到卵巢早衰的女性子宫里，通过大量的激素补充治疗，是可以有成功妊娠的机会的，但问题是，目前国内并没有任何的卵子库！

一阵沉静，我和阿妹之间的空气突然凝固了。

阿妹并没有流泪，看得出她本身应该是个乐观派，只是因为目前身体原因，无法让她乐观起来。

"叶大夫，真的一点希望都没有了吗？"经过2分钟的沉默，阿妹终于开口。

"理论上讲已经不可能，因为不会排卵的。但是，因为你还年轻，即使不是为了生育，你这样的情况也很有必要治疗，预防卵巢早衰带来的身体其他器官功能的衰退啊。"我继续给她肯定的答案。

"阿妹，明白不？"看到阿妹低着头，我提醒她。

阿妹不知是没有听到我的建议呢，还是无法接受我的建议，反正她保持着沉默。

"阿妹！"我想再次提醒她。

阿妹终于抬起头，我看到，阿妹的眼睛开始湿了（唉，还是避不开眼泪）。

"阿妹，除了月经不会自己来，你平时还有什么不舒服的？"这么严重失常的性激素指标，应该有很多不适的。

"唉！"沉寂了很久的阿妹终于说话了，"叶大夫，其实2年来我的难受多了，除了怀孕问题，经常是一阵发热一阵出汗，即使在大冷天也不例外，吃药时就好些，停药就立刻出现，弄得工作也一团糟。"

"那你先生呢？"对于妇科的问题，有时不得不询问另一半的情况，才能较合理地去评估病人的心理状态，而心理状态在内分泌调节和生育上非常之重要。

讲到先生，阿妹的脸上隐约闪过一丝微笑，"他很好的，一直叫我要放松，即使没有孩子生，也没关系。"

"呵呵呵，看来你有一位很好的丈夫啊，他在外面吗？"有些问题可能需要针对具体情况和双方同时沟通效果才会更好。

"今天他出差了，我是自己来的，叶大夫，我真的不能生？"看得出阿妹的内心是多么渴望我可以告诉她她还能生，但是她的情况医学上已经属于不可能自然怀孕的了。

我担心她想不开，或者今天来到中医院，就是她最后的希望了。

"阿妹，理论上是不可能的，不过，世界也有奇迹，我这里也有被医学上判断为不能怀孕生孩子的，结果也能生啊，如果你运气好，说不准哪天也会有奇迹。"唉！作为医生，现在也只能这样应付了。

我给阿妹的治疗方案没啥特别，还是继续激素补充治疗，唯一和以前不一样的就是加上中医的疗法。同时建议她每周至少保持有 3 次以上的运动，比如两次瑜伽加一次打球或跑步之类。并且建议她可以自己艾灸一些穴位，也让琪琪助手帮她把穴位准确标出。

接下来的 4 个月，激素人工周期 + 中药治疗，每个月阿妹都准时报到一次，慢慢地我发现阿妹越来越开朗，每次都是笑着走进诊室，又笑着走出诊室，难道她还真的相信有奇迹？

第 5 个月，阿妹复诊说，想和先生出去旅游一下，能否暂停激素治疗。我同意暂停激素治疗。不过，我还是给她开了一些中成药，记得就吃。

之后我也不知过了多长时间没见阿妹复诊，甚至已经把阿妹淡忘了。

当医生也放弃你的时候，请你不要放弃自己

转眼间已经到了南国的深秋了。

秋夜中，第九诊室的灯光依然亮着。

大约晚上 8 点，外面还剩十来个病人，正当我和亚丽分析着一份病历资料时，突然从门外传来了"哈哈哈！哈哈哈哈！"的大笑声，很熟悉！

天啊！竟然是 2 个多月没见的阿妹。

只见她手拿一张破旧的体温表，稍稍发抖着，一种非常奇异的神情挂在脸上。

"叶大夫，叶大夫，叶大夫，叶大夫！"连续的 4 声叶大夫，可以看得出她内心是多么的亢奋！

"呵呵呵，阿妹，好久没来复诊了，这么高兴啊，干吗呢？"

"叶大夫、叶大夫、叶大夫、叶大夫！"阿妹继续颤抖着叫我，感觉阿妹这次叫得更为诡异。其实，南方的习惯多数是叫医生的，我记忆中就只有阿妹叫我大夫。

我的上帝！不会出去旅游一圈回来变傻了吧？

"呵呵呵，坐吧，啥事啊？"我微笑着。

旁边两位候诊的病人也都用奇怪的眼神看着阿妹。

阿妹虽然深深呼了一口气，但拿出体温表在我面前时手还在颤抖，"叶医生，奇怪，非常奇怪，我高温 22 天了！"

高温 22 天？只有 2 种可能，要么怀孕了，要么测量错了。

但是，阿妹能怀孕？2 个月时间，是不可能完成赠卵试管的！难道奇迹还真的发生了？

我看着体温表，真的怀孕了！但我不相信，这可能吗？但我要面对现实，确实怀孕了！

当然我淡定着。

"阿妹，呵呵呵，恭喜啊，应该是有了。"

"我不信，不可能，绝对不可能！你说过的，我不可能怀孕的！"

"那你会不会体温计坏了？"

"不会的，我换了5支，结果全都是一样的。"

开张化验单验个尿去。

大约15分钟后，像一阵风一样的阿妹气喘吁吁地奔进诊室。

"叶大夫，叶大夫，是个阳字啊，是个阳字啊，是个阳字啊！"阿妹继续亢奋。

验尿出现一个阳字，当然是怀孕了。

每逢这种情景最常见的就是流泪了，但是阿妹竟然没有流泪。

我看着化验单再次告诉她：真的中了。

突然，令人惊讶的事情发生了！

"哈哈！哈哈哈！哈哈哈哈！哈哈哈哈哈哈！"

天啊，阿妹突然间傻了，狂笑不已，足足笑了10分钟，如果不是我打断她，不知要笑到猴年马月才停止。

"阿妹，淡定点，要注意安胎了，别激动。"我还真担心她笑傻了。

"叶大夫，真的是有了吗？"阿妹忍住了笑，急促地问。

"呵呵，真的，先开点药给你吃吧，明天过来住院安胎，我给你安排床位。"我也笑了。对于这样的奇迹，安胎是必需的，千年等一回啊。

阿妹拿着处方轻快地走出诊室。我呼了一口气，阿妹正常的，没有傻掉。

"来，过来吧，请坐。"我招呼旁边的另外一位病人。

"叶大夫，我真的有了吗？"我的上帝！估计阿妹才走到候诊大厅的分诊台就又回来了。

"阿妹，真的，真的真的真的有了！"轮到我不淡定了。

"哈哈哈哈哈哈哈哈哈……"阿妹的傻笑声慢慢远去了，我深呼一口气。

"叶，叶大夫，我再最后问一句，我真的有了吧？"天啊！又是阿妹！估计也就是隔了不到 30 秒而已，阿妹又折回头再次进来诊室问我。

我要疯了，真的，我受不了阿妹这样的折磨了！

"哈哈！""呵呵！"周围的人都被阿妹逗笑了。

"有了有了，是有了。"我都还没回答，阿妹竟然自言自语的，当我们不存在一样又走出诊室。

我抹抹额头的汗珠，继续看诊。

5 分钟，不超过 5 分钟！阿妹又回来了！

"阿妹，拜托了，我有了！"不等阿妹开口，我竟然语无伦次先开口了。

"呵呵，叶大夫，是我有了，不是你有了（原来阿妹没有疯掉，是我傻掉了），我最后问你一句，我回去如何向我先生说啊？"

阿妹这一问题突然让我警惕起来，我严肃地说："阿妹，你出去旅游是不是和你先生一起的？"人世间，一切皆有可能。

"是啊，我们没有离开过。"阿妹的回答让我心定了。

"呵呵呵，那就大胆告诉你先生，有了。"

"他不信的，绝对不信！"

我也顾不了那么多了："难道你们没有同房过？"

"有啊，很多次呢！"没想到阿妹是那样地大声回答。

"那就行了，回去吧，你先生会相信的，不相信的话，明早住院安胎时找我解释。"

"哈哈哈哈哈哈哈哈哈哈哈……"这次，阿妹彻底回家了。

第二天阿妹住院了，每早查房，每当我们推开门，阿妹看到我们进来，就先"哈哈哈！哈哈哈哈！"一阵大笑，弄到后来，我们一开门查房，也都先"哈哈哈！哈哈哈哈！"一阵大笑后，才摸脉看舌头之类。

住院两周，阿妹自己开心了两周，让我们医护人员也跟着开心了两周。

后来足月顺产，在宝宝 6 个月时，远在他乡的阿妹给我寄来了照片和当地的特产：周村烧饼。装着烧饼的铁盒被压歪了一角，至今我一直保留着，没有开封过。

05

子宫肌瘤也不全是坏孩子

对于一些疾病的诊治，不单单要看是什么疾病，最关键的是看这些疾病长在哪些人的身上，并且要判断长在这些人身上会有什么样的后果，这样才能理智地做出诊断与治疗。

如果只看看什么病，就不管三七二十一，按照书上告诉你的方法去治疗，那么结果可能病变没了，病变带来的影响却再也难以消除。

医生，不单是医病，还要医人，更要自医。

中医根本没有秘方这回事

子宫肌瘤，女性最为常见的一种良性肿瘤，大约 30% 的女性会得子宫肌瘤。并且除了一些有月经的改变外，很多人不会有任何的感觉，都是常规体检才发现。30%！这么恐怖的数字！你可能会发出这样的感叹，因为不管良性恶性，带着一个"瘤"字，总会让你常感不安。

还记得前面蓝妮的第一次看诊结束后，有一位怒气冲冲进来诊室责问我看病慢的年纪稍大的少妇吗？

她叫玉香。

玉香，今年 41 岁，一位风韵犹存的少妇，曾经有一份很好的职业——中学老师，目前已经停职 4 年了，4 年来一直奔走在家里与医院之间。

因为忙于事业，她直到 37 岁才结婚，婚后很快有了第一次怀孕，但是在怀孕的 6 周流产并清宫了，经过初步检查，没有什么问题，只是发现了一个 2cm 的子宫肌瘤，医生认为不需要治疗。

2cm 的肌瘤，如果月经都是正常的，说明这个瘤子暂时不会影响生育，确实不需要治疗，因为目前也没有什么西药用于治疗肌瘤。按照教科书上所说，肌瘤大到一定程度就要考虑手术，而 2cm 大小的肌瘤远远没达到手术的地步，所以定期观察检查即可。

大家可能会问，既然没有哪种西药可用，市面上不是有很多治疗肌瘤的中成药吗？用是可以用，但是建议用一些声誉好的产品，而不是看广告做得厉害的产品。曾经有位 28 岁女性，生过孩子了，月经之类都正常，体检发现了一个小肌瘤，医生说不需要处理，但是她还有些担心，无意中看到某个药物广告，说是治疗肌瘤、囊肿、脸上长斑之类的，就花了大把钱连续吃了 8 个月，等到出现月经淋漓不能干净到医院复诊，才发现肌瘤已经长大到 8cm，并且出现了子宫内膜增厚。教训啊。

如果你真的感到体内的小肌瘤让你不安，非要用药不可，建议找大医院正规的医生咨询，基本上大厂家的中药产品应该不会有激素的成分，广告里那些来历不明的药物就不一定了。

在第一次流产后，医生交代玉香避孕半年后可以继续备孕，这半年，玉香找了某些所谓的民间秘方调理（我一直没法了解到秘方的具体情况）。作为中医医生，我坦白地告诉大家：中医根本没有秘方这回事！中医的治病原则是非常灵活的，自古以来就强调个体化的诊治原则，秘方其实不秘，有时是很常见的普通方药而已。

甚至有些所谓秘方，是在方药中掺杂了西药甚至激素成分，这时候的秘方可能就成了致病的毒药！比如一些调经的秘方，把雌激素药物粉末掺杂在中药中，对于雌激素功能低的患者可能有作用，但是对于一些因肌瘤、子宫内膜增生引起的月经不好，这些秘方就不是秘方了，成了致癌的催化剂！

玉香服用秘方 3 个月后，本来正常的月经却出现了月经期变长了，需要 7 ~ 9 天才能干净。第一次流产 7 个月后玉香再次怀孕，但是不幸的是一样在怀孕 6 周多时流产了，只能再次清宫。因为有 2 次流产，这时医生建议男女双方都全面检查，包括染色体、地中海贫血、感染因素、性激素、精子，还有各种免疫抗体等，可是，除了一种叫封闭抗体检查结果为"阴性"，其他各项检查全都没事，医生建议她做"免疫治疗"。

封闭抗体问题曾经是医学界很热门和崇尚的话题，但是经过长期的临床实践证明，封闭抗体问题并非原来想象的那么重要。因为成年女性中，封闭抗体的阴性率高达 90% 以上，所以，阴性属于正常普遍现象，而不是病理现象。封闭抗体阴性的女性，很多并不发生早期自然流产，而经过治疗封闭抗体转阳性的，一样会发生自然流产，所以，并非封闭抗体阴性就必须治疗。

曾经接诊了一位早期自然流产 4 次，连续进行免疫治疗处理封闭抗体阴性的患者，3 个疗程结束后还是阴性，患者已经心神疲惫，转而求助于中医。我给她建议，别治疗封闭抗体了，治了那么多个疗程，对得起自己了，可以边吃中药边试孕。2个月后她怀孕，经过保胎治疗，足月产下健康的宝宝。也曾经与同行交流过此事，某些同行认为，这是一种巧合而已。呵呵，即使是巧合，只要达到效果也很好啊。

经过3个多月的免疫治疗，玉香复查封闭抗体转阳性了，医生交代尽快备孕。好在玉香是个很容易怀孕的人，一击即中，第三次怀孕了。这次医生给她保胎打针，也按照医生的建议打了6000多元一针的某种药物，连续打了6针！玉香这次想着，花了这么多心机和努力，该成功了吧。

但是，这次坚持到孕7周多，B超没有看到胎心，同时却发现肌瘤已经长到5cm，HCG值上涨不好，最高只有18000IU/L，医生建议放弃（没有用HCG针保胎）。

玉香这次垮了，付出很多的精力财力，也放弃了教师的职业专心看病，却换来这样的结果。按照她自己说的，这时是欲哭无泪！

唉！既然6000多的针都照打，为何要和几块钱的HCG针过不去呢？我认为，在保胎药中，最安全的不是中药不是黄体酮，而是HCG针，我一直弄不明白为何一夜之间，那么多医生全都不用HCG针了！

长时间避孕有必要吗？

玉香这次的流产已经让她很难受，雪上加霜的是肌瘤增大了。

肌瘤属于激素依赖性产物，理论上讲，雌激素和孕激素就像肌瘤的营养剂。平时因为月经的正常调节，激素水平维持平稳波动，对于肌瘤的刺激并不大，所以多数维持不变或者经过多年才发现缓慢增大。

但是在孕期，体内会产生大量雌激素和孕激素，对肌瘤来说，此时不增大何时再增大？所以孕后肌瘤多数增长快，甚至肌瘤长大的速度快过胚胎生长的速度。这一点，也是肌瘤患者怀孕后要考虑到的地方。

玉香的肌瘤长到了 5cm，其实对于孕期来说，并不算大，我们曾经接诊过一个怀孕才 8 周的孕妇，可是肚子已经像怀孕 7 个月那么大了，而孕前的肌瘤只有 3cm 而已。

玉香问："叶医生，除了怀孕会让肌瘤增大，平时还有哪些因素会引起肌瘤增大呢？是不是与平时饮食有关啊？以后我哪些能多吃，哪些要少吃呢？"

这个问题在妇科门诊上经常被问到。

激素是直接刺激肌瘤增大的罪魁祸首，所以含有雌激素的任何东西，建议少接触为妙。这其中，各种各样的保健品、化妆品是女性接触和吸收激素的非治疗途径，各种不洁饮食是增加体内激素水平的另一个重要途径。

没人会告诉你：我的美容产品里含有雌激素！也不会有人坦白告诉你：我的鸡、我的鸭、我的鱼是用避孕药喂出来的！

如果你已经身体有些危险的苗头，那么再使用美容品、保健品之类就请多考虑考虑。

反过来说，如果你确实属于卵巢功能低下，体内激素缺乏的女性，那么反而可以多用点别人不能用或者需要少用的美容品、保健品。

另一个可能引发肌瘤增大的因素就是心情！作为女性，心情好其实就是最好的美容和保健措施。

在此，给一些哥们儿忠告：对你的女人的爱有多深，不是看你买多少美容品保健品，而是要想尽办法别让她操心，让她每天都笑呵呵的，这才是真正的爱！

也给一些女性忠告：不要因为你的男人没有买高档的化妆品保健品给你而责怪他不爱你，不买是为了你的健康，也是因为你在他心中眼里已经很美了！

第三次清宫后的玉香，虽然有些灰心，但内心深处并没有放弃的念头，只是她开始四处打听，听说哪里医生治疗流产好就去哪里，每到一处，医生都建议她不能太早备孕了，有的建议要避孕 1 年，还有一位所谓的名医要她避孕 2 年，期间用中药治疗，并且吃中药期间要避孕！

说实话，我不明白为什么会有这样的医生建议玉香避孕 1 年和 2 年呢？他们难道以为玉香还是十八二十的青春姑娘吗？

吃中药要避孕，也不知道出于何种理论。其实，很多人都是边吃中药边备孕的，只要医生能时刻记住面前的病人是很渴望生育的人即可。除了某些严重的内外科疾病或传染病之类的必须治好才能备孕外，其他的几乎各种情况治病与备孕完全可以同时进行。

我认为玉香浪费了宝贵的 2 年时光。

那么流产后究竟要避孕多长时间？

其实，时间上并没有明确的规定，流产后只要来一次月经，就可以认为身体状况已经恢复，原则上是可以不避孕了，但是为何医生会交代要多久多久才能继续备孕呢？这主要是考虑两点：一是流产（特别是非意愿的流产）后的心理状况恢复的程度，二是流产后生殖器官恢复的情况。

从年龄来看，如果年轻、本身没有特别的健康问题，等待长一点时间是可以的。如果年龄大或者已经知道有些生殖问题，比如内分泌不好、子宫内膜异位症之类，建议流产后早点怀孕，3 次月经周期足够了。

从流产的方式来说，采用人工流产的或者清宫的，来 3 次月经后是可以备孕的。采用药物流产的，只需要来 2 次月经后就可以备孕。如果自然流产流干净不需要清宫，那么来一次月经后就可以备孕。

以上只是一个大概的建议，每人情况不一样，建议到医院找医生咨询为妥。

玉香本来就已经郁闷透顶，再避孕 2 年，那都已经 40 出头了！不过，既然是名医都这样说了，就只能遵守。

时间不知不觉流逝着，转眼玉香已进入了不惑之年，她终于再次找到原来的医院医生，这回，他给玉香的建议是：除了要维持免疫治疗外，需要手术切除已经长大的肌瘤。

手术？玉香一时不能接受，去另一家医院找了所谓的权威大夫，医生只看了 B 超报告和做了常规的妇科检查，直接说：手术。

现在坐在我面前的玉香，已经 41 岁了。

"叶医生，抱歉！请原谅我的态度不好。"这是玉香坐下来后的第一句话，毕竟她也曾经是一位老师。

"没关系，我理解，换成是我，我也会这样着急的。"

"玉香，请把以前的病历资料和最近的检查报告给我看看吧。"望闻问切，是中医的诊病技术，但现在很多人对中医的理解就是不闻不问，伸只手过来就要求你把她的疾病诊断清楚并治疗，这是违背中医的诊病理念的。切诊是四诊的最后，一个医生，不问清楚病情的来龙去脉，如何能去诊断和治疗呢？

曾经有位 27 岁的不孕女性，费尽心机找到某地某位所谓的送子观音神医，神医一摸脉就说："你是输卵管堵塞，右侧堵了，左侧粘连。"接着就是每剂 90 多元的中药，连吃半年多，加上路费等共用了 2 万块！后来因为感觉有点不对头，才转到我们医院找到我检查，经过检查，输卵管好好的，不孕原因是卵巢功能差不多早衰了！这样的名医，民间很多，官方也很多，作为中医医生，非常鄙视这些人！败坏了医生的名声，也败坏了中医的名誉！

肌瘤长在哪里比肌瘤大小更重要

玉香的病史上面已经做了小结，今天来我们医院也刚刚做了彩超检查，结果提示：子宫肌瘤大小为 5cm×5cm×4cm；右侧附件可见 4cm 的囊性肿物，考虑为卵巢囊肿。

"叶医生，今天找您，就是想着您帮我拿主意，我究竟是不是一定要做手术把瘤子割了？"玉香用着急的语气问我。

我认为，医生的责任是除了告诉你这样那样之外，更重要的是还要给你讲明各种选择的好处与坏处，作为病人，也只有在了解这些治疗带来的好处与坏处后，才能去和医生一起做出决定。所以，除了紧急情况外，其他病情的处理均需要医患双方的充分沟通。

"玉香，现在先不考虑手术不手术，我问问你，你现在是为了怀孕呢，还是为了切掉这个瘤子？"

"当然为了怀孕啊！但是这个瘤子不是会导致流产吗，加上现在长大了。"

"如果你是为了怀孕，那么手术的问题就需要好好考虑，并非切除一个瘤子那么简单。"

听我说完，玉香貌似有点激动地说："叶医生，可以不手术吗？"

"这样，虽然你做了 B 超检查，但是我还要给你做个妇科检查，亲手摸摸子宫和肌瘤的情况。需要你脱掉裤子才能检查的。"作为男妇科大夫，每次检查前都要强调需要脱掉内裤外裤，这样病人可以选择接受检查还是不接受，以免尴尬。

对于肌瘤，医生自己的手感是最为重要的治疗依据，经常有病人说："我都做了 B 超检查，在别的医生那儿也检查了，干吗还要脱裤子再检查呢？"

这个说法没错，但是医学的特殊性，会让有经验的医生更加相信自己的判断，B 超等只是一种辅助检查手段，最后的判断需要综合各种情况，医生亲手的妇检结果是很重要的因素，并且，每个医生手法力度不一样，得出来的结果可能不一样，所以，基本上医生都只相信自己的检查结果。

"叶医生，没关系，你就检查吧。"玉香爽快地说。

根据检查结果我判断，玉香的子宫肌瘤是往外长的，属于肌层肌瘤。除此之外，右侧附件可以摸到一个小鸡蛋大小的包块，囊性，活动可。

按照肌瘤在子宫生长的部位，可以分为黏膜下肌瘤（突向子宫内生长的肌瘤）、肌层肌瘤（长在肌层的，大了可能有部分瘤体突向宫腔或者腹腔）、浆膜下肌瘤（往子宫外面突向腹腔的肌瘤）。肌层肌瘤和浆膜下肌瘤一般比较容易判断，黏膜下肌瘤如果不大则难以判断。不同部位的肌瘤对女性的影响和相应的治疗是不一样的。

突向宫腔的黏膜下肌瘤，是肌瘤中的大坏蛋！即使个子非常小，也会影响月经，常常导致月经过多、经期变长，导致女性慢性贫血，影响怀孕，这也就是民间所说的"肌瘤吃血"，但其实这个坏蛋不吃血，而是让你放血。如果这个坏蛋个子较大，那么就会抢占宫腔本来不大的地方，让胚胎着床困难，或者着床后站不住脚，被这个坏蛋排斥而流产！所以对于这个坏蛋，不管它多小、不管它多高大威猛，一律需要手术，彻底消灭掉！有些人心存侥幸，也有个别医生心存侥幸，希望可以用药物而不是手术来处理黏膜下肌瘤，想法是好的，现实是做不到的！

肌层肌瘤要好一点，如果它个子不大，基本不影响月经，也不影响怀孕，但在怀孕后会变得蠢蠢欲动，经常和宝宝争夺营养，常常以比宝宝长得快为荣，所以也算是坏蛋一个。如果它个子较大，也会部分突出宫腔，让宫腔变大，也会导致月经过多，这时就和黏膜下肌瘤这个大坏蛋一样了，多数需要手术将其咔嚓掉。不过，如果情况不严重，也可以尝试用中药治疗。

浆膜下肌瘤，是肌瘤三兄弟中相对老实巴交的，即使个子很大也基本不会影响月经，但是因为个子大，往往会让你感到肚子胀啊、下坠感之类。它也不会影响怀孕，原则上不管它也没啥事，如果确实太大了就随时咔嚓掉即可。

按照书上所讲，黏膜下肌瘤不管大小都需要手术；其他两位兄弟，如果较大（这个较大，在医学上没有固定的规定）也可以手术，或者短期内肌瘤明显增大，也需要手术；如果影响怀孕，也需要手术。但是怀孕的影响因素很多，有时实在难以断定不孕流产就是肌瘤惹的祸。

还有，肌瘤很容易复发，并不是医生挖瘤不干净，而是往往一段时间后，在子宫别的部位又长出来一个或者数个，而这些在之前的手术中是无法发现的。所以现实中的矛盾就是，手术后子宫上必定会留下伤痕，所以多数短期内需要避孕，等到可以不避孕了，说不定又哪里冒出一个！

玉香已经流产3次了，封闭抗体也治疗转阳性了，现在就剩下肌瘤这个因素。所以，现在给出手术的建议是合理的，也可能是必要的。

但是按照检查结果和我的经验，我认为玉香可以不需要手术，因为做这样的手术是存在风险的。

6年前的华姐就是一个教训，虽然治疗方法没啥问题，治疗的结果却令我常年不安。

华姐（那时她年纪比我大，我尊称为华姐）那时40岁，不孕6年，所有检查都做了，除了长了个4cm的肌瘤外，没啥别的问题，月经也正常，我建议可以考虑试管，但是试管的医生建议先通过手术处理掉肌瘤。这也是对的，因为做试管需要使用大量的激素药，他担心会引起肌瘤的快速增大。手术是我做的，术中发现有较严重的盆腔子宫内膜异位症，子宫前后壁都有一个肌层肌瘤，去除肌瘤时虽然没有挖穿子宫，但是已经底部到达黏膜层了，所以术后按常规建议她避孕 1 年后再考虑生育问题。可是等到 1 年后，又发现别的位置又长出一个 3cm 的肌瘤！并且因为长期不孕、术后心情、家庭等因素的影响，这时候的华姐出现了卵巢早衰的症状：月经越来越少，几乎没有血了，失眠、潮热、皮肤失去光泽等等。内分泌激素检查证实她已经属于卵巢早衰，可以判断属于绝对性不孕，连试管的自然取卵的机会也没有了。华姐最后带着悲伤的心情离开了给她无数次希望但又最后失望的医院，连治疗卵巢早衰的药物也不吃了。最后一次看着她略显沧桑的背影，我的眼眶也湿了。

如果，只能说如果，如果当时做手术时只处理子宫内膜异位症而不挖瘤，那么术后第一个月她就可以开始尝试自然怀孕，几个月后如果怀不上就尽快试管，或者华姐的结局就不会是这样了。但是，挖掉肌瘤确实又是合乎规范的。

华姐半年后还是离婚了，因为男方家庭实在不能忍受没有孩子。唉！

"叶医生，检查完了，您认为手术好呢还是不手术好？"玉香追问我的意见，一下子把我从回忆中拉了回来。

手术？不手术？手术？不手术？这两个念头在我脑袋里来回翻转。

最终，华姐的教训让我决定把选择权交回给玉香自己，前提是我要和她讲清楚手术的好处在哪里，不手术的好处在哪里。我现在能做到的也就是这样了。

"玉香，手术是可以考虑的，因为你已经流了 3 次，目前肌瘤也稍大，手术把瘤子挖掉是合理的，但是手术后可能需要避孕一段时间，时间长短要按照手术中的具体情况判断，但是如果子宫的伤口较深，避孕的时间就会延长，不能排除等到你可以怀孕了，又在哪儿新长出一个肌瘤。另外因为你的年龄较大了，卵巢的功能也会继续下降，万一一年半载后出现卵巢功能问题，怀孕也会变得更加困难。"

"这样啊，那就不手术好了。"

"玉香，别急，我还没说完呢。如果不手术，一样会出现两种可能性，一是怀孕了继续流掉，二是虽然没有早期发生流产，但是随着宝宝在你肚子里长大，瘤子也会越来越大，如果大到一定程度，也可能会导致流产的。"

玉香迷茫了，如果我是病人，我的医生这样告诉我，我也会迷茫。

"叶医生，您是医生，我是病人，您比我懂，您帮我拿主意吧。"玉香真是聪明人，一下子又把皮球踢回给我。

"从疾病来说，我建议你手术，因为确实合乎规定，做了没人会说你选择错的。但是，如果你是我亲妹，我肯定告诉你，我不会让你做手术，因为看不到好处在哪儿。我想，你明白了吧。"我也坦诚地和玉香说出我的内心话。

这回，玉香估计更迷茫了。

"这样吧，玉香，今天呢就先开中药给你，关于手术不手术问题，你回家后再考虑考虑我说的话，下次复诊我们再做出决定，可以吗？或者你也可以再找找我们医院别的大夫看看，也可以的。"我看出玉香今天是无法做出决定的，还是再给她点时间自己考虑清楚吧。

"那好吧，叶医生，您就先开药给我，我回去和先生再商量一下。谢谢您的耐心。"玉香深呼一口气说。

"呵呵，不再责问我看病慢了吧？"我笑着问。

"不好意思不好意思，叶医生，是我心急，别见怪。"玉香有点不好意思。

我给玉香开了 14 剂中药，交代吃完药后再复诊，到时再决定手术与否。

就在开完药方时，玉香突然问我："叶医生，B 超和你检查都说我右侧有个小包块，是不是肿瘤呢？"

微创手术也可能造成腹内重创！

玉香的右侧附件可以摸到一个小鸡蛋大小的囊性包块，这是一个卵巢囊肿。

卵巢囊肿是指卵巢的良性肿瘤，是最常见的妇科病，可发生于任何年龄女性，以生育期为多见。患者通常无明显症状，多在查体时偶然发现。临床上病情发展较缓慢，随囊肿的缓慢增大，常有月经紊乱、腹胀腹痛等表现。

卵巢囊肿分为生理性囊肿和病理性囊肿。生理性囊肿不需要治疗，也不会影响生育，常见的卵泡囊肿、黄体囊肿就属于这类，一般在排卵后月经前会增大，但很少超过 6cm，在大姨妈走后，这些囊肿明显缩小甚至完全消失。

接诊过一位 22 岁的姑娘，因为体检发现了左卵巢囊肿 3cm，医生告诉她属于肿瘤，把这位姑娘吓得花容失色，医生也同时开了很多治疗肿物的中成药和一些补品。她吃了 4 个月后出现了月经淋漓不断，功血！并且发现囊肿竟然长到了 5cm！医生说，肿瘤长大了，要做腹腔镜手术。这再次让这位姑娘惊慌失措，在她妈妈的陪同下来找我做手术。

经过询问，这位姑娘第一次检查是在月经 15 天后做的，B 超显示，囊肿为液性暗区，透亮，边界清晰。经验告诉我，这个可能属于黄体囊肿或者卵泡囊肿，是不需任何处理的。

我问这位姑娘，刚刚这次月经是什么时候。她说，还有 5 天左右就来大姨妈了。看来这回又是在排卵后黄体期做的 B 超检查！

我告诉她：姑娘，不需要担心，等几天后月经刚干净了就尽早过来复查 B

超，到时再看看是否需要手术。

10 天后，这位姑娘的月经一干净，立刻到我们医院复查 B 超，结果显示左卵巢低回声区 2.5cm。我告诉姑娘，不需要手术，也不需要任何治疗了。姑娘半信半疑，经过耐心解释，4 个多月来的担惊受怕终于烟消云散。

病理性囊肿多数指的是卵巢上发现的一些疾病引起的囊肿，常见的比如子宫内膜异位症引起的巧克力囊肿（后面有专篇讲述），卵巢的上皮性肿瘤（浆液性或黏液性囊腺瘤或者囊腺癌），还有其他类型的各种肿瘤。这些就需要严密观察和积极处理。

如何初步判断卵巢肿物是生理性还是病理性的呢？最简单的办法有两种：

1.B 超和妇检。可以初步判断肿物的性质：囊性的？囊实性的？混合型的？囊性的多数属于生理性囊肿，后面两种基本属于病理性的，需要提高警惕！

2. 根据检查的时间作判断。分别在大姨妈来前或者大姨妈刚走各检查一次，对照前后的大小，可以初步判断：经后不见囊肿或者经后明显减小的多数属于生理性囊肿。巧克力囊肿在月经后会比经前稍大，其他肿物就基本在经前经后没啥改变的。

所以，我告诉玉香："玉香，你的检查刚好在经前，所以难以判断你的囊肿情况，等这次月经后就尽快做个 B 超复查吧。"

玉香拿着处方走了，走到门口时，我发现她轻轻地缓慢地把门带上了。

两周后，玉香如期复诊。

"叶医生，我回去后再三考虑，觉得还是不手术了，反正都是赌一赌，希望这次赌赢。"玉香带着肯定的语气。

"好吧，我也有信心，不过按照规定，需要你在病历上签名选择不做手术哦。"我笑笑说。

"叶医生，这签字貌似是我自己负责啊。"我知道玉香这样说是开玩笑。

针对玉香已经有三次的胎停清宫历史，我开药不再和之前的医生一样，全都是针对肌瘤用药，而是更针对玉香身体的整体调节。

我告诉玉香："现在开始，你就不需要避孕了，可以一边吃中药一边备孕，但是开给你的中药请按时吃完，万一临时有啥问题没有吃，也要按开药天数吃到哪天就哪天，剩下就不吃，复诊另开。"因为中医药的治疗可能会在每个月经周期的不同阶段采用不同的方案，所以吃药是有严格规定的。比如治病阶段的药就不合适助孕阶段的，调理阶段的就不合适治病阶段的。

所以，如果你找医生开药治疗生育问题，一定要多问一句有关吃药时间的问题，问清哪种情况下可以继续吃，哪种情况下药要暂停。

拿着处方，玉香丝毫没有离开诊室的意思，有话好像又不敢说的样子。

"玉香，还有啥事？"我问。

沉默数秒，玉香开口了："叶医生，很不好意思，我知道不应该提出要求的，但是我很想有您的联系方式，我也知道医生很少会给病人电话的。"

"没问题，是我忘了，呵呵，电话是……但是请没事别打电话啊，有事可以短信，或者网络也可以，QQ 是……也可以去我的博客那里留言，我保证都会回复的。"给病人留下联系方式我觉得是必要的。

从此，已经 40 出头的玉香成了这里的常客，她其实是个性格很开朗的女性，事业心也很强，在所在学校年年都被评为先进。

第三次复诊，玉香带来一位 30 岁的少妇，曾经是学校的同事，也是子宫肌瘤，听说玉香可以用中药治疗，就让玉香带着过来找我诊治。

她叫桦玲，已经结婚生了孩子了，最近因为月经量明显增多，到医院检查，发现有轻度贫血（血红蛋白 100G/L），B 超检查发现子宫有个 7cm×7cm 的肌瘤，部分凸向宫腔。医生建议手术。桦玲因为生孩子时难产做了剖腹产，产后并发伤口愈合不良，心里留下很大的阴影，对于手术很抗拒。

我给她做了妇检，她的子宫已经和那些怀孕 3 个月的孕妇子宫一样大了，我让桦玲用手自己摸摸。

"哇！这硬硬的就是瘤啊？这么大？"桦玲惊讶地说。

"桦玲，你的情况和玉香不一样，对于她我是建议先不手术的，但是你的瘤子比她大，更何况还有一个严重的问题就是，瘤子已经影响到你的月经，让你开始贫血了。所以，我还是建议你手术，这样是明智的。"

"唉，那就是没救了。"看得出她有点失望，本来满怀希望以为我可以开中药给她，没想到我也是建议手术。

"那叶医生，手术能不能用微创？"桦玲又问。

关于子宫肌瘤手术用传统的开腹好呢，还是用腹腔镜进行所谓的微创手术好呢，至今仍然是婆说婆有理、公说公有理，争论纷纷。

现在人们对微创的概念有点误区，所谓的微创不应该简单地认为只是肚皮伤口的微创，而应是由里到外都是微创。如果只是肚皮留下小伤口，但是肚子里却是重创时，你还会选择腹腔镜吗？

如果肚皮伤口大点，但是可以做到肚子里微创，你还会拒绝开腹手术吗？

由于桦玲的肌瘤较大，并且凸向宫腔，这种情况也不是不可以做腹腔镜，但是 80% 的可能术中会对腹内造成重创。而选择开腹手术，除了肚皮一个长刀口之外，基本肚子里挖掉肌瘤的过程中 80% 的机会是微创。所以我告诉桦玲，建议别做腹腔镜。

还有一个原因，桦玲已经不再考虑生育，不需要疏通输卵管之类的操作，如果桦玲是一位不孕的，又发现有输卵管问题的，可以建议先腹腔镜宫腔镜疏通管子后再评估镜下挖掉肌瘤的可行性。

医学的措施没有绝对，也不是死板的，都是灵活可变的。

一个月后，我亲自给桦玲动了刀子，开腹挖掉肌瘤。手术过程证明开腹是明智的：肌瘤长在子宫下端一侧，总体瘤体突向宫内。手术很顺利地挖掉了肌瘤，不用输血，半个多小时而已。如果要是选择在腹腔镜下做，估计时间至少在 2 个小时以上，并且会出血很多，输血的可能性极大，穿透子宫的机会也很大。

让肌瘤与胎儿和平共处

就在桦玲做完手术后不久，玉香发现再次怀孕了！那天是 2010 年的 2 月 18 日，大年初五。

担心的事情也再次出现了：就在测到怀孕的当天，玉香发现底裤上有少许的褐色分泌物，先兆流产！

"叶哥，我测到中队长了，但是出现褐色分泌物了，没有肚子痛，咋办？很担心啊。"玉香第一次用电话和我联系，听得出她非常着急。

"放松点，注意休息，明早过来医院抽血查激素。现在可以吃我最后这次开的那个药，黄体酮你也继续吃不要停。"我知道，这么早期出现褐色分泌物不是好现象。

第二天，抽血的结果显示数值还不错，末次月经 1 月 17 日，HCG 值 520IU/L，孕酮也比较高，我建议住院保胎治疗。

其实，住院安胎与不住院安胎在治疗上没有区别，只是住院后治疗和检查方便很多，全都可以在床边进行，而有先兆流产的孕妇是需要静养的，住院的意义在于被动的静养，因为在家中，已经养成的生活习惯会让你不知不觉去做一些与安胎的出发点不相应的事。但是，如果居住的环境可以，打针或者检查都方便的话，在家安胎也是很好的选择，毕竟家里更加温暖和熟悉，有些人住院安胎却不习惯医院的环境，反而出现睡眠不好心情不好的情况，不利于安胎。

玉香和我是同乡，潮汕地区的，这里的风俗习惯是正月住院彩头不好，我看到玉香在犹豫，就说："这样吧，只要你能在家别干啥活，好好休养，也可以不住院。但要按照我的建议吃药复诊。"

听到这话玉香显得很轻松。唉！这年头，住院确实不是什么好事。

我开了黄体酮口服药和保胎中药方，交代一周后复查抽血，并把B超也一起查了。

服药两天后玉香没出现褐色分泌物了，平安地度过第一周。

复查抽血的结果基本正常，HCG值是5650IU/L，我认为有点儿偏低。但是B超的结果让玉香倍感郁闷担心，也让我头痛！肌瘤长大了，竟然有7cm大，比孕前大了2cm！没想到事前预计的状况这么早就发生了，按照这个速度，接下来不知还要大到多少？

玉香有点沮丧，说："惨了，还不如先手术，现在不知咋办？"

我只能鼓励她应该树立信心，接着就是想着如何治疗的问题。

既然B超已经看到是宫内妊娠，那么我就可以大胆地使用HCG针了，因为孕酮的数值一直都可以，就继续维持适量口服的黄体酮。

经过深思，我给玉香开了中药方，还是以传统的固肾安胎为主，加上活血散结的中药。学过中医的都知道，正常来说活血散结的中药是慎用于怀孕期的，但是像玉香这样的情况，基本没有别的办法，不用医生不会有风险，但对玉香没有好处；用了呢，玉香可能会得到好处，可以控制肌瘤的增大而使得宝宝能平安，但是对医生来说就有风险了，万一最后流掉了，到底是本身胎不好流掉，还是吃了活血中药而流掉，就只有上帝才知道了。

开方前我把这些情况和玉香沟通，说明使用活血散结中药的可能好坏之处，我主动建议她接受，但是要她签字知情同意。

看到玉香还有点犹豫，我再告诉她："玉香，虽然你不是我妹，但是如果我亲妹遇到这种情况，我一样会建议她这样接受治疗。"

"叶哥，那好吧，你就把我当妹吧，我签字。"

10 天后复查，HCG 很好，已经达到 9 万多，这时玉香也出现了明显的恶心呕吐的反应了，以前的 3 次都没有这样的反应。我估计宝宝暂时应该没事，既然 HCG 数值上涨很理想，就停用 HCG 针，其他的继续维持。为了保险起见，我建议再过 4 天再复查 B 超。

"叶哥，我终于也能呕吐了，哈哈哈。"玉香看到了希望，也开始开朗起来。

不容易啊！

4 天后的 B 超检查：宫内孕 7 周，活胎。但是 B 超也提示肌瘤已经长大到 8cm 了！喜和惊并存。但是，我认为这段时间是肌瘤快速增大的高峰期，目前只是又增大了 1cm，已经属于可以接受的范围了。

但是玉香又开始担忧。

"叶哥，这可恨的瘤子什么时候才不长呢，再大的话会不会出危险？"

孕期的肌瘤，除了快速增大可能导致流产之外，最可能的危险就是出现变性。

肌瘤变性指的是肌瘤失去了原有的典型结构（由平滑肌和结缔组织组成，

呈螺旋样改变），常见的有红色样变、玻璃样变、囊性变、肉瘤样变、钙化等。

肉瘤样变属于恶性肿瘤范围，由肌瘤变成肉瘤几率非常低，本人从事 20 多年的妇科临床，看过的肌瘤千千万，至今只发现两位患者的肌瘤出现肉瘤样变，并且年龄都是 45 岁以上，近期肌瘤生长快速。所以，一般不需要对这种可能性很小的事情而担心。

肌瘤出现玻璃样变、囊性变和钙化，属于良性改变，这些改变不会加重症状，即使出现改变了，自己也无法感觉到，有时 B 超可以提示，但是绝大多数都是手术中发现的。

肌瘤的红色样变，也属于良性，这是因为肌瘤过大，导致瘤体内部缺血坏死，切开瘤体会有很多像血水样的东西，所以叫红色样变。虽然是良性的，但是它有个严重的症状：激烈腹痛！并且会出现发热、白细胞明显增高等类似感染的征象。多数发生在妊娠期和产褥期。一旦出现，唯一的治疗办法就是及时手术，如果在怀孕期，那么也就意味着要放弃宝宝！

我告诉玉香，目前还没什么危险，只要不发生红色样变，应该是安全的。

过了一周，玉香出现了下腹隐痛，她立刻记起红色样变，着急地把电话打到手术室找我。

我让护士接听了解有啥紧急事情，知道情况后我让护士转告她，叫她别急，我做完手术会复她的。

可是，这次手术遇到一些困难，做了比较长的时间，等到做完手术，已经有些心神疲惫了，接着还要出门诊，还有 60 多位病人等着处理，我竟然忘记给玉香打电话了。

下午出诊，第一个跑进来的竟然是玉香！

我还没来得及开口，她急忙说："叶哥，我惨了，不是红色样变了吧，早上起床后一直肚子有点痛。"

我用手拍拍脑袋，"玉香，抱歉！做完手术我忘记给你电话了，当时护士了解情况后我认为没啥事就给忘了，让你亲自跑趟医院，对不起！"

我摸了摸玉香的肚子，因为肌瘤的缘故，才早孕 8 周，肚子已经接近那些怀孕 4 个月的那么大了。

"没事，玉香，你感到痛不是有红色样变，肌瘤过大，时不时有点不适也是常有的事，回家继续休息，药继续吃吧。"

玉香放心地回去了。看来，有时告诉病人东西多了，她们会比较敏感，会经常自我对照，也不是什么好事。

转眼间，玉香已经进入怀孕 12 周了，我让她找产科医生开始做产检。一切都好，肌瘤也没有继续增大，但也没有缩小，我告诉玉香，目前的结果已经是非常理想，希望接下来也都平安顺利。

"叶哥，那中药还要吃到什么时候呢？"玉香问。

这是个值得考虑的问题。孕期，能不吃药当然不吃药，能少吃药当然就尽量少吃药，但是玉香的肌瘤仍然是个隐患，目前能控制住肌瘤，除了中药，还有她的运气。万一到了怀孕中期又突然出现意外，这种前功尽弃的沮丧和伤心对她的打击难以估计。我决定，其他的药物可以不需要了，按照产科的正常产检程序即可，但是中药我建议继续服用。

能坚持到现在，并且也看到了胜利的曙光，玉香已经毫不怀疑中药的效果了，虽然我更认为是她的运气好。她接受了我的建议，继续喝每日一次的"中国咖啡"。

顺利经过了 16 周、24 周、28 周的产检，除了瘤子安静地待着，其他都没啥问题。满 28 周产检后她找我复诊，我看了各种产检结果，深呼一口气，和玉香说："玉香，今天叶哥要和你说再见了，今天开始，不需要吃任何中药了，恭喜你！也祝你到时顺利生娃啊。"每位最终获得成功的病人离开我诊室，我都会这样和她们告别，这已经是多年的习惯。

玉香却控制不住了，她是个坚强的人，第一次找我到现在，我没发现她流过眼泪。但是在我站起来和她说再见时，她的眼泪哗啦啦地流了下来。

年轻姑娘在我面前哭的很多见，但是一个和我一样年纪的女性这样哭着让我不知所措。亚丽和琪琪立刻拿出纸巾，递给玉香，"玉香姐，别激动啊，有机会可以再来看看我们啊。"

我记得，玉香没有说一个字，对着我哭了一会儿，还是继续哭着离开了第九诊室。

2 个半月后，传来兴奋的消息，玉香竟然顺利自然分娩，一个健康可爱的小天使终于来到这美丽的世界。更加值得开心的是，产后 3 个月复查，玉香的肌瘤只有 2cm 大。作为她的主治医生，我感谢上天，给了玉香一次机会，实现了她的愿望！

第四章

制服"生殖杀手"更需医患联合

在中国大陆，每 10 对已婚夫妇中就平均有 2 ~ 3 对存在生殖障碍，不孕不育症的发生率在过去的 20 年里已经翻了两倍。不孕症不单单是身体器官功能上的问题，其后果已经远远影响到家庭、社会各个方面，不孕女性的心身压力以及诊疗过程带来的各种影响已经不再是一个简单的疾病问题。

95%以上的宫外孕都与输卵管炎症有关

世界卫生组织预测，在本世纪，生殖障碍（不孕不育及性障碍为主）将成为仅次于肿瘤、心脑血管疾病的第三大类疾病。在中国大陆，每10对已婚夫妇中就平均有2～3对存在生殖障碍，不孕不育症的发生率在过去的20年里已经翻了两倍。在不孕症中，只有10％左右是绝对性不孕，而90％以上的不孕症是相对性不孕，也就是说通过某些措施是可以改善生殖状态而获得妊娠的。

导致不孕的疾病很多，其中输卵管炎引起的输卵管阻塞粘连等、多囊卵巢综合征导致的排卵障碍、子宫内膜异位症是不孕的三大主要原因，占临床不孕症90％以上。

不孕症不单单是身体器官功能上的问题，其后果已经远远影响到家庭、社会各个方面，不孕女性的心身压力以及诊疗过程带来的各种影响已经不再是一个简单的疾病问题。

盆腔炎中，最常见的就是慢性输卵管炎。输卵管有输送、捡拾卵子及将受精卵按时输送到宫腔的功能，慢性输卵管炎会导致管子与盆腔粘连，不通畅，管子伞部捡拾卵子功能失常，管内炎症会使宫腔狭窄和扭曲，导致不孕或者宫外孕。在对生育的影响上，输卵管炎就是一个冷血杀手。

谁说没人流过就不能得输卵管炎？

2009 年 8 月初，正是南方最为酷热的时候，那天下午，本书开头提到的阿梅，冒着酷暑履行了给我许下的诺言：生孩子后一定把红鸡蛋送到第九诊室。那天，虽然医院有中央空调，但是刚好我的诊室的出风口出了故障，虽然比外面稍微温度低些，我依然是满身臭汗，不过，因为有了阿梅宝宝身上散发出的、我一直坚信是世界上最美味的奶香味，加上一大堆的红鸡蛋，整个诊室也充满了芬芳。

这时，我发现了陪着阿梅一起来的一位姑娘，看起来比阿梅年纪小点，我们一直欢笑，她却眼带泪光，我感觉那并非开心的泪水，而是一种与欢乐氛围格格不入的苦闷泪水。

我悄悄提醒了阿梅。

"叶哥，今天除了带宝宝给您看看和给您送红鸡蛋外，还要麻烦您，帮我表妹看看，她也和我一样的。"看到我的暗示，阿梅也暂时收敛了一下快乐。

我让阿梅带着宝宝和阿强先到外面的候诊大厅，因为今天那里的空调比诊室的凉爽，她表妹就留在了诊室里。

她叫阿芳，也是清远的。今年 26 岁，比阿梅小点。个子中等，158 左右吧，但是相对丰满，红润的脸蛋和麻木的表情有些格格不入。

我看了亚丽写的病历，再和阿芳聊了一会儿，小结如下：

结婚 3 年，没有避孕至今未孕，月经一直都是规律的，在当地已经找了医生诊治，分别治疗了支原体和宫颈糜烂。

阿梅知道阿芳有生育问题后，告诉她可以找医生再检查一下输卵管，但是当阿芳找了当地相对有名气的某位医生了解后，得到的信息是：你没有生过，没有人流过，没有不舒服症状，输卵管不会堵的。

管子有问题就一定会有不舒服吗？没有流产过就一定不会有管子问题吗？即使到了现在，依然会有医生这样认为，也影响了不少病人这样认为。

在生殖道感染的问题上，有两种情况，一种是明显感染，也就是病人出现了不舒服的症状后找医生判断，确定是感染了，有炎症了；另一种情况是病人从来没有任何不舒服，也没有任何手术过程，但是已经感染了，并且已经属于严重的病变，这个在不孕症中是非常常见的。

我总结了 10 年来由输卵管炎症引起的不孕病例 500 多例，40% 是从来没怀过也没流产过的，60% 是怀过或者用各种方式流产过的。所有堵塞病人中 75% 没有明确急性感染的历史，60% 以上没有任何的临床症状。医学上，500 例的数量已经可以认为属于大样本了，所以能说没有症状、没有流产过就不可能有输卵管问题吗？

但是，如果有症状的话，会有哪些？

慢性盆腔炎的范围比较广，输卵管炎属于其中最常见的一种，常见症状为：下腹痛，可能多数为隐痛或者下坠痛、活动后或性交后加重，个别有低热、阴道分泌物增多，月经期发病可出现经量增多，经期延长。

但是，你知道这些后，请别自我对照，临床的不舒服症状不能倒过来作为有没有这个病的依据。很多人喜欢对号入座，有点下腹不适，立刻想着是不是盆腔炎，白带有点多也想到是不是得了盆腔炎。其实，一个疾病的诊断除了收集不适症状外，医生还需要结合检查或者辅助检查再进行诊断。

终于等到宫颈也"好"了，阿芳又到了市一级医院找医生，医生看到阿芳老公没有检查，就要求去查精液（这个倒是值得赞赞），医生还说要先给阿芳做个通水，看看管子是不是通的。这个很好的建议却被阿芳拒绝了，因为原来的医生已经告诉阿芳不会有管子问题的。不过，第二次复诊时，阿芳还是接受了通水检查，医生却接二连三地每月让阿芳都通水一次，连续通了4次！关于反复通水的问题我在前面已经说过，阿芳后来的一系列问题，与这四次的通水不能说没有关系。

通水的弊端在于除了增加感染机会外，在诊断上也完全是一种主观性判断，这位医生说通水过程阻力小，认为很通畅，但是另一个医生也可能感觉阻力大，不通畅。另外，即使医生正确判断了不通畅，也无法知道输卵管哪一部分堵了而做出治疗选择。

还有，很多做了通水结果描述是非常通畅的，没有阻力没有回流，但是这可能是因为水打进子宫后，全部通过子宫壁的一些开放的血管进入了血液循环，这个在腹腔镜下已经得到了证实，即通水造影是通畅的，但是腹腔镜下却是完全堵塞的！

在阿芳接受了四次通水后，医生告诉阿芳，管子有问题，需要治疗，结果2个疗程结束后，没有怀孕，反而出现了阴道瘙痒，念珠菌感染。医生说，如果再继续加强理疗，怀孕的机会会增加。但是阿芳已经尝到了苦头，终于放弃了这家医院的治疗，回到县城吃中药等待。

时间就这样一天一天过去了，怀孕依然遥遥无期。

结婚三年还没生娃，在乡下的遭遇可想而知，各种不解、各种冷嘲、各种过度的关心都让阿芳内心难受，幸亏阿芳的老公很好，并没有给她压力，并且也常常安慰她："怀不上，咱们就出去多赚钱，到时做试管。"这次来这里纯粹因为表姐阿梅的介绍。

"阿芳，把你的所有检查的资料都给我看看吧。"

"叶哥（估计阿梅已经给她洗脑了，竟然第一次就叫叶哥），就这些了，没有别的了。"阿芳拿出了已经破旧的病历本和几张带着污迹的化验单。

阿芳老公的精液分析没有问题，不过阿芳自己的化验单只有几张支原体的和白带检查单，没有别的了。

"这样吧，阿芳，你刚好月经刚刚干净，需要给你做个妇科检查，判断一下盆腔情况，等会儿再给你建议。需要脱掉裤子的啊。"对于第一次找我的，我都要强调这一点，免得彼此尴尬。

按照书上记载，如果有盆腔炎的，那么妇检会得到这样的结果：白带多，宫颈有举痛和摆痛（就是医生用手摸到宫颈后动一动，然后问你是否有痛感），子宫有程度不一的压痛，附件区（相当于卵巢和输卵管的位置）有增粗、有压痛、活动度不好等等之类，但是这些完全属于医生和你的主观感觉，而人体的主观感觉并非代表实际情况。

所以，我做妇检时，基本不问病人痛不痛，有痛自然会写在你的脸上。有些人以为男妇产科医生手粗、动作生硬，可能增加痛的程度。错了，因为长期接触女性，我们广大男妇产科大夫的体内雌激素水平可能已经超过男性平均水平，所以动作会更加温柔。

我给阿芳做了检查，按照我的感觉，并没有摸到书上写的那些盆腔炎的改变，也就是说，按照妇检，我不会给她诊断盆腔炎（虽然后来证明确实属于严重的盆腔炎！）。

我和阿芳说："阿芳，按照妇检，没有摸到你里面有明显改变，但是我建议你接下来有两种选择。"我一边洗手一边给阿芳建议。至今为止，很多医院很多诊室，继续使用着擦手抹布，其实这是极度不卫生的。检查20人，就擦20次，上午的医生用这条毛巾，下午夜诊的医生也用这条毛巾，家里自己的毛巾也不会这样用啊！所以我有个不太雅观的动作：洗手后习惯性地拍两下自己屁股，工作服可比那条不知抹了多少次的小毛巾干净多了。

"阿芳，因为你已经3年不孕了，目前检查也没有发现哪些引起不孕的主要原因，所以可以考虑直接做腹腔镜检查，如果发现有问题，比如内异症、输卵管堵塞之类，那么手术台上可以同时处理掉。但是涉及生育的手术是不能医保的啊！都是自费的。"不孕不育是一个多么严重的健康及社会问题，竟然没有纳入医保范围！某些情况下，不孕不育甚至比得恶性肿瘤更折磨人。

"也可以先做个造影，看看输卵管情况，万一一些地方堵了，腹腔镜手术就不需要了，直接做试管。"

"叶哥，腹腔镜要多少钱？造影呢？"阿芳首先考虑的是费用。理解！完全理解！

按照当时的总体情况，腹腔镜检查手术在广州大的三甲医院平均总费用是10000左右，造影平均是600左右。

"叶哥，那我还是先造影吧。"阿芳几乎没有迟疑就立刻选择了。

输卵管通水没那么简单

两天后周四下午，刚好是阿芳月经干净后的第5天，也是我们医院的造影时间。查过白带后清洁度3度，阿芳去做了造影。一般造影的时间是月经干净后3~7天，并且干净后不能有性生活。

5点半，做完造影的阿芳一脸痛苦地回到诊室，因为没有无痛造影，这项检查对一些人来说确实很痛，当然，因为女性天生的忍受力强大，基本每个做造影的女性都能顶得住。看到阿芳的苦瓜脸，我赶紧让她坐下，没想到阿芳竟然哭了！难道是因为造影痛的？应该不会的，她原来也做过4次通水，造影和通水的过程一模一样，只是造影可以用X线照片把液体在生殖道的流通过程拍下来。

阿芳没说话，把造影的报告给我。

我并不先看报告，而是直接要了造影的照片。左侧基本是没有显影的，只是靠近子宫的一小段可以看到显影，而右侧的远端堆积成团，盆腔也有一些造影剂弥散显影，我判断：左侧近端堵塞，右侧管子远端积水。

报告上写着：左侧近端堵塞，右侧壶腹部扩张，盆腔可见造影剂弥散，考虑右侧通而不畅。

这就是阿芳怀不了的病因了，通路出了问题！

难怪阿芳看到结果，哭了。

"阿芳，你的不孕问题现在基本清楚了，就是管子问题，慢性炎症引起的。"我肯定地告诉阿芳。

"可是，叶哥，我平时都很注意，同房也都很注意卫生，又没什么不舒服，怎么会得盆腔炎引起管子堵塞呢？"阿芳一脸茫然地问我。

我告诉她："阿芳，可以这样认为，从你有第一次性生活开始，生殖道的大门被打开后，就已经可能有感染了，你就是属于那种感染于无声的情况。"

接下来，重要的还是治疗问题。

"叶哥，刚才介入室的医生建议我可以做介入，疏通管子，不知行不行？"

对于慢性输卵管炎，西医没有特殊有效的治法。如果没有临床症状，又不考虑生育问题，也可以无须特殊治疗。但是本病常常引起不孕，同时增加异位妊娠的发病率，对于有生育要求的，推荐积极治疗。现有的主流治疗方法主要有：

输卵管通液治疗：目前普遍存在，缺点在于虽然通液前会化验白带，进行消毒，但是无法保证完全消毒到无菌的，通水会把阴道或者宫颈的细菌等罪犯带进子宫并往上影响到管子；另外，宫内的任何操作都可以引起子宫内膜的脱落，即使是很轻微的脱落，通水过程中也可能把极小的内膜组织从管子带到肚子里面，这就是内异症最常见的诱因了！

抗炎治疗：目前普遍存在对支原体、脲原体的过度治疗。

输卵管插管治疗：目前多数采用宫腔镜下插管，或者 X 线下介入，可能存在的影响和上述通液一样，好处就是可以疏通一些轻微的堵塞，但是对于肚子里的粘连积水之类就无法处理了。

腹腔镜（或者同时配合宫腔镜）手术：是目前最为常见也是相对有效的处理输卵管问题引起的不孕症的办法。可以处理病变疏通管子，最重要的是手术中可以尽量地冲洗肚子，避免或者减少了医源性感染的可能。

当然，每位医生都会根据自己的专业提出建议，每种建议都不是完美的，你最好全部都了解后再去选择，有时不要只考虑好处，更加需要考虑的是弊端在哪里。

如果上述各种情况都解决不了，那么还可以走另外一条道路：辅助生育技术（包括人工受精和体外受精即试管婴儿）。

在生育问题上，并非只有手术这一条路

综合考虑了阿芳的情况后，我给出了治疗建议：

"我建议你直接腹腔镜宫腔镜手术为妥，可以少走弯路，同时解决堵塞和积

水。这样怀孕的机会就大些，当然费用也就多了。"

"叶哥，如果不手术，直接去试管行吗？"手术，对于很多人来说总觉得很恐怖。

因为我们医院没有开展试管服务，我也难以给她明确的答复，但是据我所知，试管是必须具备一定条件的。

如果是管子双侧近端堵塞，也就是管子的进口堵住了，就应该把试管作为第一考虑。

如果一侧堵塞一侧通畅，或者像阿芳这样的情况，应该考虑先手术，以后解决不了生育问题再走试管之路。

目前的现状是，很多这样的病人，在门诊经常只听到医生给她的一种建议，从不知道原来可以有多条路选择的。

在 6 年前，病房收了一位双侧输卵管近端堵塞的病人，门诊医生建议手术。我是主刀医生，手术中发现管子堵塞得实在是紧密，用尽了办法也无法疏通。其实，从腹腔镜看到管子的外观已经硬化了，即使通了也是几乎怀不上的。这也是长期炎症刺激的后果。后来手术宣告不成功！但是费用必须收取：10000元。从此以后，遇到类似的情况，我都会如实告知病人，生育可以有多种选择，并非只有手术这条路，当然如果告知后病人还是坚持要手术，不管手术能不能解决问题，也不存在遗憾了。

"阿芳，按照目前的试管情况，也应该会建议你手术的，主要是你一侧有积水，生殖中心的医生一般认为会影响成功率，需要先处理积水后再试管。不过也不是绝对的，你不妨前去咨询一下。"我给了阿芳选择的机会。

阿芳带着疑问回去了，她说要回去再和老公商量一下。这是对的，生育问题应该是双方的共同问题，而不是只让女方一个人在坎坷的道路上奔波。夫妻只有携手面对困难，才可能达到胜利的彼岸。

按照资料，输卵管问题引起的不孕症手术后的自然怀孕率其实不高，大约是 20% ~ 40%（未排除宫外孕率）。而目前针对纯输卵管因素的不孕症，试管的成功率超过 50%，并且宫外孕率也比较低，所以，试管对于盆腔炎引起的输卵管性不孕应该是很好的选择。

虽然腹腔镜手术能有效恢复输卵管通畅，但并不一定能够改善输卵管的功能。这应该是术后怀孕率不高的原因吧。

其实在这个问题上中医是大有可为的。按照本人 10 年来的统计，输卵管问题术后经过中医治疗的，怀孕率 54%、宫外孕率 14%，总体上超过术后不吃中药的，但是效果与手术的操作、开中药医生的经验和观念等有关。

对于双侧管子积水的，目前基本的做法就是结扎或者切除后直接试管，因为一般认为管子积水后，管子的出口部分已经失去正常的结构，丧失了生殖功能，留着没有用。但是多年来，我经手诊治的管子积水的不孕女性，手术后加中药的怀孕率有 20% 左右，有这样的效果干吗要放弃掉呢？要知道，人工受精的成功率也就徘徊在 10% 左右而已。

曾经有一位姐妹因为输卵管积水堵塞准备做试管，生殖中心的医生要求先切除或结扎管子，她找到我手术，我表示拒绝，建议不用结扎而是采用保留自然怀孕机会的手术方式，可以尝试自然怀孕，确实一段时间怀不上再去试管。这样，总的怀孕几率就提高了。

她问我："叶医生，如果处理后再次积水呢？不就要再次手术？"

我告诉她："处理好的话，再加上术后中药治疗，积水复发率不会超过 20%，这是我 10 年来的临床总结得出的结论，当然如果确实复发，就只能按照生殖中心的建议把它们扎了。"

她先是犹豫不决，后来还是决定采纳我的建议。结果腹腔镜手术确定除了双侧管子积水外，还同时有子宫内膜异位症！术后吃了7个月中药，终获正常宫内妊娠。

所以，一切皆有可能，放弃了一种方法，也就放弃了一次希望。

两周后，阿芳复诊，决定手术。

腹腔镜下看到阿芳肚子里面的情况，比估计的更加糟糕！最为严重的盆腔粘连！肠道与子宫后壁粘连、双侧的卵巢和输卵管和周围的大网膜、肠道也粘连。整个肚子里面就像十几年没人住过的旧屋，到处都是垃圾和蜘蛛网！

这次手术花的时间是我多年来生殖手术中最长的一次。

虽然手术还算顺利，基本恢复了子宫、肠道、卵巢、管子的各自位置，也把左侧管子疏通了，但是看着电视屏幕上伤痕累累的肚子，作为主刀医生，我心里还是有点犯嘀咕，究竟以后自然怀孕机会有多大？一旦怀孕了宫外孕机会有多大？

手术后，我建议她连续吃中药两个月，等第二次月经来后才开始备孕。

在出院时，阿芳突然问我："叶哥，我要不要做个通水啊？好像我查过网上，不少网友都有术后通水的经历啊。"

"不行，手术中已经通了！"我肯定地告诉她。

好不容易做手术把管子弄通了，也好不容易才把内异症烧掉或者好不容易才发现肚子里没有内异症，就因为你术后近期的通水，重新给了炎症或者内异症发生的机会，可能使得一切前功尽弃！

一位在某三甲医院手术的病人，做了盆腔粘连手术和输卵管伞部造口术，术后医生隔 2 天通水一次，说保持通畅，术后第一次月经也被要求回去通水，结果就在通水后的第二天，出现了高热腹痛，经检查判断为急性盆腔炎，经过及时治疗，症状减轻了，转来中医院准备开中药调理。我让她做了 B 超，发现双侧附件皆有条索状积水，比手术前还严重！这么快复发只有两种原因，一是手术中根本没做处理，二是术后通水引起的。我认为是后者，因为管子积水的造口手术很简单。

发生宫外孕一定要就近就医！

术后第三个月，我告诉阿芳可以放开手脚备孕了，没想到她还真的怀孕了！

那天阿芳发短信告诉我已经测到中队长时，看得出她很兴奋，但是我深知要等到排除宫外孕了才能真的高兴。

宫外孕的发生，95% 以上都与管子炎症有关，少部分与管子结构、精子质量不好导致的胚胎质量不好有关。

抽血的结果让我断定宫外的可能性已经超过 80%！停经 38 天，HCG 值才 322IU/L、孕酮 10mol/L，因为阿芳的月经周期比较准确，基本都是 28 ～ 30 天，按照计算，现在已经是怀孕 5 周多，而激素水平这么低只能有两种可能，一是胚胎一开始就不好，很快就会流掉；二是宫外孕。所以，虽然我是保胎的坚定支持者，还是决定阿芳不需要也没必要保胎。

"叶哥，好不容易才怀上，能不能保保看看？"阿芳用近于祈求的语气问我。"不行！阿芳，我建议不安胎，建议住院观察。"

因为暂时没有不舒服，阿芳还是先回家再复查。

就在当天晚上大约 8 点钟，手机响了，阿芳的。

"叶哥，我回家后突然肚子痛，很痛的那种，去人民医院看了医生说是宫外孕需要立刻住院手术，我能不能去您那里啊？"

"不行！"术后到现在，我已经和阿芳说过三次"不行"了。

"阿芳，宫外孕如果往外跑，说不准肚子里大出血，会出问题的。就在当地医院处理为妥。"我明确表态她不能过来，虽然清远到广州开车也就是一个小时，但是对于宫外孕且已经有腹痛的，一个小时完全可能导致休克！

10点多，电话响起，又是阿芳。

"叶哥，我现在到你们医院了，我不行了，你能不能过来啊？"听得出，阿芳已经是语气微弱。

天啊，还真的跑到广州来了！虽然不是我值班，但是我立刻找了值班大夫赶快去处理，需要手术的就立刻手术！宫外孕不积极处理也会致命的。

等我20分钟后赶到医院急诊时，手术前的准备已经开始，通知手术室准备麻醉、输血等等。

看到已经有气无力地躺在急救车床上的脸色已经苍白的阿芳，我狠狠地臭骂了她一顿，当时值班医生和学生后来说：叶老师，从没见过你这么凶对待病人的！

"阿芳！你不要命了！真是的！"

"还有，你啊，也不要命了！说你呢！"我对着已经吓呆了的阿芳老公也大声吆喝。

"赶快，快点弄好，立刻送手术室！"连协助处理的美丽护士也被我喝住。

手术中，证明我的发怒是有道理的：阿芳左侧输卵管宫外孕破裂，内出血1800ml！做了左边管子切除，同时也发现盆腔粘连竟然没有复发，右侧管子当时做的口子也好好地待着。

虽然危险，但也算是平安恢复。

我告诉阿芳，左侧管子已经没有了，虽然右侧还在，但是因为是造口的，功能怎么样还不好说，趁着现在没有复发，下一步等身体恢复好点就尽早做试管。阿芳夫妻接受了我的建议，一心准备做试管。

在宫外孕术后 4 个月时，阿芳准备等着来月经就去生殖中心做试管，却发现再次怀孕了。这次她告诉我的时候已经不再是兴高采烈，而是有些沉闷。不会又是宫外孕吧？

抽血的结果也让阿芳感到悲观，我看着抽血的结果却感到幸运之神估计关照阿芳了。

停经 34 天，HCG 值才 310IU/L、孕酮 105mol/L。

"叶哥，这么低，我又是宫外孕了吗？我怎么这么倒霉呢？"阿芳哭丧着脸站在九诊室门口拦住我。

"呵呵呵，阿芳，别说丧气话，我感觉你极有可能是宫内的，宫外的机会很少，别担心那么多。"

"真的？！"听到我这么一讲，她好像一下子从冰窖里回到烤炉前。

虽然 HCG 值不高，但是孕酮很高，这是正常宫内才有的孕酮结果。一般情况下如果是宫外孕的话，孕酮水平不会这么高的，当然也会有例外。

"阿芳，这回别回家了，就干脆住院安胎观察吧。"虽然宫内可能性比较大，但万一又是宫外的呢？

过了 4 天，复查 HCG，升到 3200IU/L，早期的翻倍很好，这也是宫内孕才有的现象。我让阿芳当天做了彩超，结果显示：宫内可以见到 9cm×8cm 的妊娠囊。这回阿芳开心了，一路唱着歌儿回到病房。

9 个月后，阿芳顺产一女婴！

后来我才知道，阿芳把宝宝的名字取为"念敏"。我问阿芳，干吗取这样一个有点俗气的名字，她的回答再次让我深思和感动。

她说："就是为了一辈子记住曾经有一位用心去帮我的叶敦敏医生。"

到这里阿芳的故事还没结束。

因为阿芳是农村户口，当地允许她生第二胎，对于阿芳来说，其实能生一个已经非常满足了，可是想着再有一个也不错，产后才 5 个月就大胆地不再避孕。

有时来的还真是不费功夫。

结果 1 个月后，阿芳还真的又怀孕了，又是宫外孕！但是没有发现有内出血，就采用了药物治疗，等到治疗结束后她才告诉我经过。

我告诉他们别再试孕了，做好避孕措施才是正道。

没想到，时隔 2 年后，阿芳无意中再次怀孕了，到本书完稿时，已经是孕 16 周了。

这回，阿芳的故事终于结束了。

虽然阿芳的输卵管病变很严重，甚至几乎不可能怀孕的，但是只要是通的就有机会，即使机会是那么的渺小。

两条破烂的输卵管，2 次腹腔镜手术，给阿芳带来了 2 次宫外孕，当然也幸运地给她带来 2 个宝宝。

所以，对于每个人来说，希望一直存在。

别让多囊成为你多出来的包袱

大家熟悉的武侠小说《倚天屠龙记》中，峨嵋派的灭绝师太性情诡异，武功奇高，出手极狠、毫不容情，一生中只知正邪不能两立，其他毫不关心，即使对最宠爱的门徒纪晓芙，她也毫不留情，正应了她的名字"灭绝"！

多囊卵巢综合征，英文缩写PCOS，它的行为与灭绝非常相像，经常对各种治疗方法毫不动心，是生殖健康路上的可怕杀手。

预防多囊要从青春期开始

2011年初秋，广州的天气还是那么炎热干燥，燥到皮肤都像要裂开，妇科门诊的候诊大厅依然病人如鲫，第九诊室来了一肥一瘦的一对姐妹。姐姐叫小星，妹妹叫小月，估计她们妈妈应该是在夜半三更生下她们的吧。

两人貌似有点像，但细看又不像，可能一个像妈，一个像爹吧。真有意思！

姐姐小星，27岁，个子大约160，稍瘦，留着披肩长发，更显消瘦。结婚

2年，不孕。

妹妹小月，25岁，个子大约156，丰满，留着短碎发，更显肥胖。未婚。

"姐姐先过来吧，妹妹到助手那边先给病历写好。"我笑着和这两姐妹说。

"过来小星，请坐下。有啥问题？"

"叶哥，我们从深圳过来的，我是看生孩子问题，妹妹看月经问题。"我记得从2010年开始，即使是第一次找我看诊的，很多病人都是第一声就叫哥，我也慢慢习惯了这种称呼，反而有时被称为叶医生叶大夫时感觉很新鲜。

看病先从望诊开始。我仔细看了一下小星，脸上光滑，但是眉毛稍粗，嘴唇上方有点较为明显的细毛，手臂上也算光滑，基本还算清秀的一位姑娘。

"小星，你是不是月经也有问题？"我知道她已经结婚2年，没有避孕一直怀不上。

"是啊，从来都没准过，以前一两个月还会自己来一次，现在不吃药就不会自己来，生孩子都成问题了。这次已经2个半月没来大姨妈了。"小星有点心烦。

"初潮后就这样？"我已经隐约感到小星属于PCOS了。

"是的，初潮后就一直没规律过，不过我妈妈也是这样，但她生了我们姐妹，所以一开始就没去重视，一直到了结婚要不到孩子才来找医生。"

初潮的月经，除非出现血崩或血漏，其他的不规律可以等待，一般2～3年月经的调节机能就应该慢慢成熟，使得月经正常。很多人自认为自己妈妈月经也不正常，所以就认为属于遗传，不用处理，这个认识是不对的。

"小星，你吃过什么药，还有印象吗？"正规的医院医生一般都会把诊疗方案和具体药物清楚地写在病历本上，很多个体的或者私营机构却不一定会写上，了解既往的治疗情况有帮助于判断和治疗。小星摇摇头。

问完病史，我让小星给我她以前的病历和检查资料。

　　小星第一次看医生是在 2010 年的 6 月，看的是当地中医院的一位有名中医，做了 B 超检查和性激素检查，结果 B 超没有报告异常，但性激素检查结果为：FSH（促卵泡生成素），8.72 IU/L；LH（促黄体生成素），9.56IU/L；PRL（泌乳素），36.70ng/ml；P（孕酮），0.9ng/ml；E2（雌二醇），22.04pg/ml；T（雄激素），0.95ng/ml。

　　医生考虑为月经不调，给予中药治疗，小星一直吃了半年中药，但是感觉没效果，就换到西医看。

　　中药的效果究竟要多久才能看出呢？中药用的大多数是植物类药材，确实难以确定起作用的时间，特别对于调经的，半年应该是比较短的疗程了，而对于治疗各种不孕症的，更是没有疗程可言，只要不放弃，可以一直吃下去，或者吃到怀孕了就结束疗程。很多人对此难以理解，以为吃几包中药就可以解决很多问题，这是不对的，因为不管你是月经病、炎症或者肿瘤、不孕，中药的出发点都是整体的调节，比如对于月经不来，并非只是一味地把活血化瘀行气药都用上，也会用其他补血的、化湿的甚至补气的方药。并且中医的特点就是不同医生针对同个病人、同样病情，每次开出的方药也可能完全不一样，因为中医的治病原则就是辨证论治，因人、因时、因地制宜。

　　还有，很多人会因为吃了一个医生的中药没用，就把中医药全盘否定了，这也很不明智，换个医生换种思路，说不定另一个医生开的药就有效了，有些人把这个叫作医缘。

　　从小星的月经情况和性激素检查的结果看，其实已经可以明确给小星下诊断了：多囊卵巢综合征，即 PCOS。

　　有人会问：这个病有那么恐怖吗？用得着拿灭绝师太来比喻。

多囊卵巢综合征（PCOS）的病理生理机制及治疗手段的研究一直是妇科领域的难点和焦点。这个病的病因病理涉及遗传、内分泌、免疫、代谢等多个方面，也是不孕症中排卵障碍类型最为常见的病种。

PCOS 在育龄妇女中发病率约 5% ~ 21%，多数从青春期开始就已经有苗头出现了，临床表现为近期月经紊乱、月经过少、月经后期、闭经，部分表现为淋漓不断出血，无排卵或者偶然排卵，多毛、肥胖（有些属于消瘦），不孕，合并双侧卵巢增大呈多囊改变等。远期因长期的代谢障碍而会导致高血压、糖尿病、心血管疾病等的发生率升高。另外因为长期不排卵，如果不进行治疗，容易引起子宫内膜的过度增生，增加患上子宫内膜癌或者乳腺癌的风险性。本病目前认为是终身疾病，也就是说是无法根治的。但无法根治不等于不去治，只是每个病人的治疗方案是需要很个体化的。

因为这个病多数是从青春期开始的，所以，要预防就需要从青春前期开始。

现在独生子女多，每位家长基本都是过分或者过度地干预自己孩子的成长，最担心的就是长不高、长不胖，考试成绩比别的孩子差等等，所以他们经常采用一些看似为了孩子其实却是影响孩子的做法，比如饮食上过度追求营养，尤其是蛋白质的摄入，导致营养不平衡，对于女孩子来说，可能就会出现要么早熟，要么月经混乱多囊、功血等；为了考试成绩，给孩子诸多的心理压力，孩子从小就处于为了考试成绩而整天紧张之中。类似这样的做法，对于正处于发育期间的青春期少女的生理调节，会带来很大甚至严重的影响。严格来说，预防月经病，要从小时候开始，要从父母开始！

PCOS 一旦和你扯上关系，你就无法摆脱它，只能接受它，但是需要经常去找医生拿对策，以防止它搞破坏。但如果医生治疗失策，也会导致严重后果。

2006 年，一位 35 岁、患有不孕症 10 年的女性到我们医院就诊，被确诊为子宫内膜癌，这也是我们医院至今收治的最为年轻的内膜癌患者。

这位女性 10 年前已经被诊断为多囊卵巢综合征了，一直在当地治疗，治疗的方案其实是符合目前的主要治疗方案的，都是激素治疗、促排治疗，但是因为长期的过度促排卵和其他因素，让这位女性出现了卵巢功能明显下降的状况。最值得深思的是接下来的治疗方法：为了提高卵巢功能，医生竟然为她做了长达一年半的雌激素替代治疗，并且用的不是 10 年来被认为相对安全的天然雌激素，而是用了另一种传统的化学合成雌激素——己烯雌酚。在没有开发出天然雌激素的时候，己烯雌酚这个药确实立了很大的功劳，目前因为有了像补佳乐、倍美力之类的天然雌激素，己烯雌酚已经越来越少使用了，但是因为这种药价钱非常便宜，现在有些医院也还会保留这个药适当使用着，其中就包括我们医院。

但是，用它连续给一个病人吃一年半，这种治法值得深思！

一般情况下，需要做性激素替代治疗的，基本以 3 个月为一个治疗周期，不管到时有没有效果，都应该停药观察或者进一步使用别的治疗措施，吃药期间要注意月经的情况，必要时还要看看内膜的情况，如果需要继续使用的话，要重新评估病人的各种情况后再作决定，而不应该无休止地吃下去。

这位年轻姑娘得了内膜癌，一年半的连续己烯雌酚的治疗无法排除干系。当然，也与她的基础疾病有关，具体情况就不在这里细说了。

卵巢"多囊样改变"不一定就是多囊卵巢综合征

我把我的诊断结果告诉了小星。

"叶哥，如果说我妹是多囊，还可以理解啊，我除了月经不好，好像也没啥别的多囊的特征，也不多毛，也不肥胖，脸上又不长暗疮。"小星转过头看看妹妹，不解地问我。

看来小星底下也做了不少功课。从外貌看，小月确实是典型的多囊体征。

如何来确定多囊呢？

首先我们必须要知道，对于一个疾病的诊断，人体表现出来的症状是可以参考的，但还需要通过必要的辅助检查手段去做出正确的判断。

经常有人问："医生，我脸上经常长痘痘，会不会是多囊卵巢综合征？"

正常的年轻人，不管女性男性，脸上时不时长几颗痘子多数属于正常，并非就属于内分泌疾病引起，过食辛辣、油炸、甜腻食品，工作生活压力大，经常熬夜，便秘，卸妆不彻底等均可导致脸上长痘痘，只要调整好生活节奏和纠正一些不良方式，注意饮食的合理搭配，保证睡眠的充足，就会减少长痘的机会。

我们大学有一位女学生，听到老师说吃避孕药可以消痘痘，竟然私下去买了避孕药吃，结果痘没消除，却惹上了月经病，而她原来的月经很正常的。其实有时有点美中不足会显得更美，滑溜溜的脸蛋上长颗痘，有时很迷人的，只要你有个好的心态。避孕药是可以消痘，但是只适合于因内分泌混乱引起的长痘。幸亏那位女同学及时了解这些知识后赶快停药，很快她的月经就恢复正常了。

也有人会疑惑："我小腿长了几根毛，会不会是多囊？"腿上多了几根毛，也不见得就是 PCOS，也可能属于遗传问题，不能作为诊断 PCOS 的依据。

PCOS 可以用一个简单的方法来判断：只要你月经是有规律的，再加上性激素是正常的，管它长不长痘、肥不肥胖、毛多不多，肯定不属于 PCOS，如果没别的问题，就是正常人一个，无须担心。

而如果你经常长痘，或者确实肥胖，或者原来不胖近期突然明显增肥，或者除了原来长毛的地方其他地方也明显长毛，再加上你的月经出了问题，月经量突然开始减少、月经越来越往后推迟，或者月经提前错后不规律，或者出现了血崩、血漏等等，那么就需要警惕是否属于 PCOS 了，建议到医院找医生诊治为妙。

医学上对 PCOS 的诊断并不复杂，目前基本按照这样的判断标准：

1. 稀发排卵或无排卵：多数表现为推后来潮甚至闭经。可以通过性激素监测、基础体温监测、B 超监测等明确是否有排卵。如果长期不排卵，有些人子宫内膜会增生过度，从而导致无排卵型功血的发生，也因为有排卵障碍，所以绝大多数会导致不孕。

2. 高雄激素的临床表现和（或）高雄激素血症：除了月经的改变，还出现了一些高雄激素的男性征象，如多毛（多数青春期前后出现，毛发增多增粗等）、皮肤变粗、暗疮、喉结明显、声音低沉、肥胖等。抽血查性激素发现雄激素升高即可明确。临床上也有不少 PCOS 病人，她们的雄激素的数值并不会超过正常值，只要是正常范围内的高值也属于高雄激素。

3. 卵巢多囊样改变：这个属于形态学的诊断，B 超下图像多描述为卵巢可见多个卵泡，呈车轮状排列，一般认为见到 12 个以上的就属于多囊卵巢改变。

以上 3 项中只要符合 2 项即可诊断为 PCOS。

关于第 3 项，必须说明的一点是，很多人月经正常，有时 B 超也会提示有多囊样改变，要知道，这只是卵巢的形态学的改变，就像人有高矮，不是说长得高就是不健康或长得矮就是不健康，还要结合其他情况才能做出判断。但是目前，一些医生在判断 PCOS 上，往往看到一个方面就给出诊断并进行治疗，这是不对的。

接诊过一位未婚的 23 岁姑娘，主诉月经混乱 2 年，2 年前月经一直正常，在一次健康体检中 B 超报告上写着：左侧卵巢呈多囊样改变。她不明所以，去了医院咨询医生，医生看到报告，想都没想就告诉她：你得了多囊卵巢综合征。医生二话没说，就按照本病的治疗开了一种类似于避孕药的激素类药。这位姑娘回去后上网一查，了解了多囊卵巢综合征这个病的严重情况后，开始忧心不已，老担心自己会胖、会长暗疮、会以后生不了孩子等等，所以，就按照医生要求连续吃了半年的激素药，最后身体真的发胖了，月经也不正常了，让她更加心急如焚。

我给她重新分析后，建议她停止一切激素治疗，放松心情，给她用最简单的中成药逍遥丸吃一段时间。幸好慢慢地她的月经恢复正常了，体重也降下来了。

有类似这位姑娘经历的女性不少，因为一次 B 超的提示，就被按 PCOS 诊断和治疗了。其实如果你的月经是规律的，B 超提示你的卵巢有多囊样改变，那是好事，说明你的卵巢储备好啊！

以前还经常采用 LH 和 FSH 的比值作为 PCOS 的诊断依据，但现在已经不把这些纳入诊断依据了，只是作为治疗的参考。如果医生和你说，你的 LH 比 FSH 高啊，属于多囊，那么建议你和医生进一步沟通了解。

讲完了这些基本知识，我对小星说：

"小星，虽然你没有肥胖，但是你已经具备了 PCOS 的诊断条件，第一，月经失调，没有使用促排卵药自己难以排卵；还有，你的激素水平中，雄激素已经超过正常值，所以诊断应该是明确的。"小星的雄激素（T0.95ng/ml）已经明显高过正常值了。

我看了小星找第二位医生的治疗经过，确实诊断 PCOS，治疗上也没啥可说，都是规范化的治疗：避孕药治疗、溴隐亭治疗（目前治疗高泌乳素的最佳选择）、促排卵治疗。每个月吃药，那个月月经就正常，停药的那个月月经就不来，这样反复的多次疗程，但是仍然没能解决怀孕的问题。这样看了九个月又转医院和医生。

PCOS 的治疗，标准是先吃避孕药后再促排卵治疗。有些女性对此不了解，往往拿着医生开的避孕药嘀咕：我明明是看怀孕的，干吗医生不帮我治疗不孕，反而开避孕药给我呢？

如果医生开完药后告诉病人：给你先吃避孕药是为了降低雄激素调整月经，为下一步促排助孕治疗做准备。简单的一句话，就能让病人立刻释疑。

第三个医生也继续沿用 PCOS 的治疗，这次使用的是每针数百元的促排针，一个月经周期下来费用 2000 ~ 3000 元，却依然没有获得怀孕，最后一次促排，连续打了 22 天的促排针剂，最后因没有卵泡而停止。

因为这次不可思议的促排，让小星出现了连续流血 35 天不干净。这次过来看诊，还继续流着血。

"小星，你打完针就没去复诊吗？"按理，打了 22 天促排针，应该医生会交代复诊的。

"有啊，我都复诊了，开了药吃了还是出血，都是以前吃过的那种避孕药。"

小星还把那种药的瓶子拿出来给我看。其实我不用看也都知道是哪种药。

"你有按照医生交代的吃吧？"内分泌治疗，最忌讳的就是不按照交代吃药，激素类药要是不严格按要求吃，除了治不了病，甚至会导致月经更加紊乱。

"有啊，12 小时 1 粒，我都是对着闹钟吃的。"

"还有几天吃完？"我想是否应该给她重新调整一下治疗方案，但是激素治疗都是有规律性的，中间不能随便停药，除非很意外的情况，比如突然发生大出血之类，不然即使效果不好，也必须把疗程完成。

小星想了一会儿，说："还有 5 天的量就吃完。"

"好，你把 5 天的药吃完后，应该会接着来月经，到时再复诊重新开始治疗。"

但这次治疗还没完："小星，把你先生的精液报告给我看看。"除了月经排卵有问题，小星最主要的目的还是怀孕，PCOS 这个病，虽然属于终生疾病，难以根治，但是只要完成了生育，以后就只需要定期吃点药让月经来，避免内膜增生过长就可以了。

"叶哥，没有啊，我先生没有查。"小星的回答让我惊讶。

"你不是看不孕吗？"

"是的，我主要是要怀孕，但是每次医生都说，问题在我，因为我是PCOS，不会排卵，所有就一直促排啊。"小星的回答让我更加叹气。

没错，小星的排卵问题是她怀不上孕的主要原因，但是一个女的再正常，也不可能自己怀孕。

"那你有没有检查过输卵管呢？"连精子都没查，估计管子也是没查的。

万一男方精子有严重问题，万一小星的管子是堵的，那么你再帮她促排卵，即使次次有很好的卵泡，能实现她的求医目的吗？

唉！我叹了口气，类似这样的案例太多了，治疗了 N 年之久，却基本等于没治。

"小星，叶哥现在暂时不会给你促排治疗了，现在先止止血，然后去把输卵管造影做了，还有你先生的精液检查也必须做，等有结果后再看看如何帮你治疗。"

我交代小星一定要按照原来医生的方案把剩下的激素药吃完，我再另开中药给她。小星的问题暂时告一段落，下面轮到妹妹小月了。

原来是雄激素水平太高惹的祸！

"琪琪，问好写好病史了吗？"我开完药给了小星，看到琪琪还在写着病历。

"快了快了，老师。"

打开小月的病历，琪琪写了满满的一页半纸，看来又是难剃头的案例了。

简单说说小月的病史：和小星一样，从 13 岁初潮后月经就没有规律过，15 岁开始发胖，最重时体重达到 158 斤，因此得了个很亲切的外号"肥妹"。从 16 岁开始月经就不会自然来潮，黄体酮制剂就成了身边必备之品。

直到 22 岁，月经情况还是和原来一样，基本处于停顿状态，最长竟然有 7 个月没来过月经。查过性激素情况：FSH（促卵泡生成素），4.52IU/L；LH（促黄体生成素），19.37IU/L；PRL（泌乳素），15.54ng/ml；P（孕酮），0.3ng/ml；E2（雌二醇），29.31pg/ml；T（雄激素），1.25ng/ml。

因为她还没打算结婚，所以医生就叫她实在来不了月经就吃点黄体酮来一次，还建议尽量减肥，除此之外没有给别的治疗建议。

单单从激素水平看，她的情况确实比小星严重。

除了月经、肥胖问题，让小月发愁的还有经常长暗疮、小腿的毛很多很密，所以她从来不敢穿短裤和裙子，一年四季全都是长裤伺候着。

对于她的病，医生明确诊断为 PCOS，因为她的症状就像教科书一样标准。

"小月，你姐姐是为了怀孕找我，你呢，想我帮助你什么？"我微笑问她。

"叶大哥，"——加了个大字，貌似顺耳点，"我还没敢谈男朋友，这个鬼样子谁见了都溜，我是想能不能把暗疮治好，腿毛少点就可以，月经就不理它了。"看来小月是个比较豪爽的人，不知这与她的雄激素过高是否有些关系。

对于有生育要求的 PCOS，在排除其他影响怀孕的因素后，就想办法造成有排卵就可以了，只要有排卵就有怀孕的机会。

但是对于小月这样暂时不考虑怀孕的，就无须去促排卵了，促了等于浪费。这时治疗的目的就是对症治疗。

按照经典的治疗方案，治疗因为高雄激素引起的（而不是别的原因引起的）暗疮和多毛，短效避孕药是第一选择，短期有效率应该有70％～80％，但是一旦停药，大多数很快就会复发，只有很少的一小部分能维持一段时间，最终也将复发。所以，虽然短效避孕药是公认有效的药物，但只是在吃药期间有效而已。

除了疗效不能持久，还有一个更为麻烦的问题，就是肥胖。

短效避孕药的成分以孕酮为主，还有小量的雌激素，长期吃极容易引起肥胖。以前曾经流行过一种叫肥仔丸的药，孩子吃了白白胖胖的，其实就是孕酮制剂，吃了这些，仔肥了，健康问题接着出现了。

也就是说，如果我给小月吃了避孕药，那么小月就可能越来越胖，又会反过来加重她自身的内分泌和代谢的失调，疾病将可能继续严重。

只有一个办法，减肥！

对于一些人来说，减肥是为了美容；对于小月来说，减肥也是为了美容，但更是为了治疗的需要。

对于肥胖型的PCOS，不管是否考虑怀孕，首要的任务就是减肥！但是，因为患有PCOS的女性身体的代谢功能本身就有问题，如果通过吃各种减肥药来减肥，那么可能肥减了，内分泌更乱了。

曾经有一位PCOS的病人准备半年后结婚，已经同居了1年，没有避孕却从没怀孕。她唯一担心的不是生不了孩子，而是担心肥嘟嘟的身材到时如何穿婚纱。看来真是萝卜青菜，各有所爱，竟然有女人不担心生不了娃而担心穿不了婚纱。

我首先建议她减肥药是不能吃的，对于PCOS，最佳的减肥方式就是运动，我让她每周安排3次的室外运动，都必须出汗，慢跑之类，时间至少每次40分钟以上，运动后不能喝水过多，能保证基本需求即可，还有，每周必须参与至少3次的室内运动，舞蹈、健美操、瑜伽之类都可以，反正现在到处都有健身会所，还有教练给你安排锻炼计划。另外就是饮食，因为运动量较大，基本的饮食需求是必需的，但要进行科学搭配，只要吃进去的少过运动消耗的，就可以慢慢把体重减下来。

有多囊的，减肥不能急于求成，应该有长远的计划，这样才能保证减肥有效又不加重内分泌和代谢失调。在减肥同时，我也开了中药给她吃，激素类药不吃。

经过了3个月的坚持，她的体重减轻了12斤，虽然对于一个150多斤的人来说，减掉12斤看不出什么变化，但是体内的自身调节却在你不知不觉中进行着。到了第五个月，她突然出现了反胃，检查竟然发现已经怀孕了！当然不能打掉，奉子成婚就是了。

在确定宝宝是好的后，她说："叶哥，本来我减肥是为了穿婚纱，没想到这回肚子更大了，要去找孕妇婚纱穿了！"

并非减肥就能怀孕，但是减肥了就有机会。

所以，对于小月，我第一件建议的事情就是减肥！

"小月，我可以开一些避孕药给你吃，治疗你的多毛暗疮之类，但是估计你会越吃越胖，到时反而增加你的内分泌紊乱。我建议你先减肥！减肥后需要的话再吃避孕药。"

听了我的建议，小月立刻问："叶大哥啊，我之前也想着减肥，但就是减不了啊！"

其实，减肥并不难，就看你有没有信心，能不能坚持。如果是三天打鱼两天晒网的态度，肥减不了，反而可能更肥。

我给了她详细的锻炼和饮食建议，并交代姐姐小星要多提醒妹妹。同样地，我也给她开了中药。

小星把小月的处方拿着，叫妹妹先下去等她。有个姐姐真好。

没想到小星拿着处方，看了一眼，满脸疑问。

"干吗？小星，还有啥问题？"

"呵呵，没事没事，叶哥，我们姐妹都是一样的病，怎么你开的处方却没有一个药是一样的？"原来是这个。

"呵呵，你们姐妹一个肥，一个瘦，当然药方不一样啊。还有啊，你吃完药就需要复诊，你妹呢，如果吃了中药没啥不舒服，可以继续吃多一个月，记得提醒她一定减肥啊！"

小星笑着拿着处方走了。

这姐妹两个，都是诊断PCOS，如果按照西药的治疗，基本没啥区别，但是中医的治疗就灵活和丰富多了。

姐姐小星，中医辨证肝肾阴虚，所以用的药属于滋养的；妹妹小月，中医辨证脾虚痰湿，所以用的药属于健脾化湿的，完全属于不同类型的方药，如果颠倒过来，那么就变成有害之药了，所以中药治疗讲究的就是辨证。

2周后小星复诊，吃药后出血干净了，但停药两天又有出血，并且量比较多，我考虑属于月经来潮。

使用短效避孕药或者黄体酮制剂的，在停药后一般都会有出血，医学上叫作撤退性出血，有时也称药物性刮宫。

有些女性，停药后老是紧张着急地等着出血来月经，没想到心里越着急，月经就越不来，越不来就更着急。其实，撤退性出血一般会发生在停药 2 ~ 7 天之间，小部分甚至要停药 10 天左右才会来经，所以当你吃完黄体酮制剂时，就心情放松等着月经来潮即可，别急。

我给小星开了另外一些中药，希望可以早点月经干净，把造影做了。

小星的老公也去做了检查，精液分析报告显示各指标均正常。

卵巢打孔要适可而止

8 天后，小星月经干净了，在 3 天后做了造影检查，发现问题了。

造影结果：双侧远端扩张，盆腔少量造影剂弥散，考虑伞部不完全积水。

现在可以比较清晰地判断小星的生殖障碍问题了：PCOS 排卵障碍、管子不行。

我们倒过头想想，小星的既往促排卵治疗等于浪费了，即使小星没有排卵问题，目前这 2 条管子也会让她怀不上的。所以针对生育问题，都要先明确最基本的几个条件后再去选择进一步的治疗，千万不要为了省事而见病治病，最后费时费钱又达不到目的。

"叶哥，我怎么办？"看到这个报告，小星忧愁万分，一个 PCOS 已经让她很头痛了，现在又发现管子积水。

现在摆在面前的不外乎两条道路：手术或辅助生育（试管）。

"叶哥，这种情况我能不能做人授啊？"看来小星已经自己做过功课了，多少已经了解了一些相关知识。

"小星啊，人授也是自然受精的一种，有个很重要的前提条件，就是管子是好的，因为人授还是需要通过管子，精子和卵子才能结合。"

"那么试管呢？合适吗？手术怕怕。"小星已经有心理准备了。

试管，也叫作体外受精，把精子和卵子在体外受精后再移植到女方的子宫，可以避开管子问题，按道理合适做。

我让小星去生殖中心找负责试管的大夫沟通沟通试管的可行性。

又过了2周，小星回来复诊。

"小星，怎样，去生殖中心问过了吗？"

"问过了，可以做，但是需要先手术处理积水。"小星无奈地回答。

处理积水，方式有两种：保留自然怀孕的造口术和为试管准备的结扎术。

经过医患双方的彼此充分沟通后，小星和她老公选择了先手术保留自然怀孕的方式，以后不行再考虑试管或者必要时再结扎。

看到这里，大家可能认为手术就是为了处理管子，没错，管子是要处理，但是还有一个同样非常重要的问题：卵巢要不要处理？

PCOS的处理，药物治疗目前作为首选。但是，当促排药无效或者因为别的原因需要手术时，这时可以进行卵巢的处理。腹腔镜手术不作为PCOS的首选治法。

在很久以前，腹腔镜还没得到广泛应用时，采用的是传统的手术方式：开腹把增大的卵巢切除一部分，刺激它以后自己排卵。这种方式沿用了很多年，甚至目前一些信息落后的地区还会开展这样的手术。

但是随着腹腔镜手术的广泛使用和普及，以及试管技术的进步和成功率的提高，现在已经不再对卵巢进行部分切除了，如果考虑自然怀孕的，可以进行腹腔镜下卵巢打孔术，就是用较粗的电凝针在卵巢表面打几个孔，让那些闭锁的不发育的卵泡破掉，这样在术后短期间内可能会有自然排卵的机会，从而增加怀孕的几率，但是，如果术后怀不上，一段时间后，一般半年甚至更短，卵巢将恢复原状，继续不排卵，所以，打孔术属于无奈之举。

还有，如果打孔过多，或者技术操作不熟练，打孔的过程中可能会破坏卵巢的较多皮质，减低卵巢的储备功能，严重的话等到以后需要试管时，会减少取卵的数目。所以，目前一些试管的医生不建议采用打孔。但是不打孔就失去了一些术后自然怀孕的机会，所以建议采用折中的办法，可以打孔，但是要适可而止！

就在小星准备离开时，我问她："你妹妹小月怎样？吃了中药没啥不适吧，有没有开始减肥啊？"

"哦，她说吃了中药胃口更好了，现在每天都坚持锻炼，好像说轻了1斤吧。"

有时，中药的减肥药也可能是增肥药，因为健脾化湿的中药吃了以后，会促进消化，脾胃的功能会增加，所以经常会感到饿，这时如果不经意地多吃，就慢慢变成是增肥了，如果能继续锻炼和控制饮食，就是减肥了。

"那要告诉她别多吃啊，吃完一个月后回来复诊吧。"

经过中药治疗，1个月后小星月经自然来潮，干净后住院手术。住院时，小月陪着一起过来，外貌已经有些改变了。

"小月，那药方继续吃着吧，很久没有复诊，轻了多少啊？月经来过吗？"我连问了小月几个问题。

"叶大哥，还真的有用，我现在已经轻了10斤了，没想到月经也自己来了，暗疮也减少了，不过腿毛没有变化啊。"小月挺开心地说。

"本来想复诊的，但是想着家姐要做手术，就等着陪她来再找您看看啊。"

我给小月重新调整了方药，继续建议她坚持减肥，再减十斤就达标了，说不准就不用看病了。

看到她那么开心，我开玩笑："小月，看你挺开心的，是不是捡到男朋友了？"

没想到阴差阳错被我说中了，小月还真的恋爱了！

原来，小月为了减肥，除了自己跑步，还去某个大型健身会所锻炼，与现在的男友一见钟情，也难怪小月减肥的信心倍增，也难怪减肥效果可以，爱情的力量真是巨大啊。

小星住院第二天做了腹腔镜手术，手术发现与术前判断相符：双侧管子伞部积水，并且与周围粘连，左边卵巢增大 5cm×5cm×4cm，表面可看到很多不发育卵泡，右边增大不明显，也见到很多闭锁卵泡。

手术没啥难度，把粘连处理掉，把两个伞部打开做了两个"口袋"，幸运的是打开积水的伞部后，发现还有部分正常的伞部组织，这个很重要，应该还具有捡卵的功能，如果只是剩下一层皮，那么捡卵功能将几乎丧失。接着在左侧卵巢上打了 6 个孔，流出了很多卵泡液，卵巢立刻变小了，右侧的因为不大，所以就打 3 个孔。这样既能增加术后自然怀孕的机会，以后万一需要试管也能避免发生卵巢储备不好的问题。

术后才 3 个小时，小星就已经自己起床上洗手间了，第二天基本和术前一样。这也是腹腔镜手术的一个好处，恢复相对比开腹手术快，当然，腹腔镜也是有缺陷的。

出院时，我交代来一次月经后就不需要避孕了。按照我的估计，打孔后第一次月经多数自然会来，但不一定很准时，可能推迟，就给她开了三个星期的中药。

术后 27 天，小星的月经来潮了。按小星所说，这是多少年从来没有过的事情。

按照目前流行的治法，小星接下来就是继续促排卵治疗了。但是我认为，既然腹腔镜打孔了，不少卵泡近期会自然排卵的，而自然排卵的怀孕机会要高过吃药促排卵的机会。但是不促排万一自己术后继续不排卵的话，也失去了一次怀孕的机会，所以，有时确实难以两全，只能由医生个人经验来决定了。

按照个人的惯例，至少第一个月经周期不会促排卵的，但是中药需要重新调整。新的处方上除了滋养肝肾外，再加上一些理气通络活血的中药。我也同时让小星开始测基础体温。

没想到，第一个月还真的有自然排卵。更加幸运的是，高温竟然持续15天不降，一测，中队长了！有了！

小星非常开心，终于有机会做妈妈了。

可是，到了6周左右出现HCG不升，最高就22000。打了针也不涨，在7周时B超没有发现胎芽，考虑胎停了。

小星一下子痛哭起来，刚刚燃起的希望之火熄灭了。

其实，患有不孕症的女性，怀孕后的胎停率是不低的，所以不要以为怀孕了就没事，也不要以为度过了头3个月就没事，整个孕期都应该重视而不能疏忽。

按照我自己的统计，内异症怀孕以后出现流产症状的达到30%，其中胎停的有20%，并且多数胎停是发生在8周左右，这时已经是有胎心了。

而患有多囊卵巢综合征的，怀孕后的流产率达20%，多数是没有测到胎心。

以上这两种情况，宫外孕的机会有，但是很低。

而对于管子有问题的，怀孕后流产率低于10%，但是宫外孕率超过20%，所以，早期尽量明确宫内外是关键。

面对伤心欲绝的小星，我安慰她："小星，哭哭就行了，伤心时间长了，会严重影响你的。没事，既然已经中过，说不定下次也可以顺利要到。"

"叶哥，那是药流好还是人流好？"小星边抹眼泪边问。

对于这个问题，有时确实难以选择，理论上如果药流能尽快排干净，那么确实很好，但是药流不干净的机会超过 20%（这也是个人总结，不是整个行业的数字），要是等到不干净了再清宫，还不如一开始就选择人流。但是人流毕竟是要用器械来刮的，不排除损伤内膜。对于小星这样的情况，万一运气不好出现了这种情况，以后连试管也困难了。

经过我比较长期的实践，药流后如果配合服用中药，可以明显减低流不干净的机会。

我告诉小星："我还是建议药流吧，中药加西药，确实不干净再清清。"

不幸中的万幸，小星药流后复查，完全干净，我们都松了口气。因为刚流产，我建议她调养 2 个月后再继续备孕，期间用中药治疗调理。

话题转到妹妹小月。

小月在姐姐流产复诊时一起过来门诊。因为有了爱情的滋润，她身上焕发着青春的活力，已经完全变样了，现在不能称为肥胖，最多只能认为是丰满，脸上也越来越光滑。

"哇噻，小月变成靓女了，呵呵，以前也是靓女，没现在靓而已。"我和她开玩笑。

"嘿嘿，叶大哥，减肥了还真管用，暗疮偶然长，没关系了，我还要减多少啊？"小月也开心地问。

"你这段时间月经情况如何？"这个才是关键的，如果月经有规律了，说明内分泌调节已经趋于平衡。

"自从吃了中药和减肥以来，好像都会自己来，有时 30 天，有时 40 天吧，这次隔了 38 天才来。"我听到小月的话，心里暗自高兴，小月也是幸运的，通过中药和减肥，已经取得了令人满意的效果。

其实也并非个个肥胖型的 PCOS 一减肥就能恢复月经的，按照一些资料，大约有 30% 的可以通过减肥后恢复月经，但是不一定有规律，这已经是个喜人的数字了。

但是，减到何时才不减呢？医学上虽然有一些指标来参考判断，比如体重指数之类，但也不是绝对的。

"小月，你已经减了 20 斤，目前情况还可以，就维持这样即可，但是运动是需要的，中药就再吃一段时间吧。"

"叶大哥，还有一个问题，我的腿毛还是多，男朋友开玩笑说我是孙二娘，能不能治疗一下。"这个是老问题了，本来如果小月不担心，现在月经又能自己来，多毛症不处理也可以。但是现在，多毛已经会影响她的心情，需要考虑一下是否给她吃短效避孕药了。

"小月，这样，叶大哥现在开一些药给你，针对你的多毛，但是这个药是短效避孕药，你必须保证别漏吃，先吃两个月看看效果如何。"

"吃避孕药，那不是又要肥起来？"

其实小月不需要担心，即使会肥，吃两个月的短效避孕药也不会增加多少脂肪的。

过度刺激卵巢后果很严重

2 个月时间很快就过去了，这次两姐妹再次一起前来门诊。

小月笑呵呵地说："叶大哥，貌似腿毛变细了，但是还是有啊，还吃不吃呢？"

"小月，如果你不会反感你的腿毛多，你的男朋友也不反感，那么就可以不需要管它，现在月经能基本有规律已经是很好的结果了。"排除美容方面的问题，多毛、暗疮之类其实不需要主动去干预，但是需要获知病人的内心看法。

"那就不吃了，反正他也是知道我的情况才和我拍拖的。"

"好了，小月，希望从此以后不需要来找叶大哥了。这次开给你中药后再吃一个月，也可以停了。"

耶！太好了！小月发出感慨。

（小月于 2013 年春节登记结婚，但是现在还没怀孕，目前月经还是会自然来，但排卵情况不甚好，我已经计划下个周期给她进行中西药促排治疗，希望她能继续好运！）

离小星流产已经过去 2 个多月了，但是月经没能自己来潮，难道手术打孔的效应就真的这么短吗？

小星也一直测着基础体温，表上的体温曲线是总体一条直线，确实没有排卵，我给她开了黄体酮催经，并决定这次来月经就促排治疗。

PCOS 这个病的特点就是不知何时来月经，有些治疗是采用每月都用黄体酮的方法，保证每个月都来月经。其实这样的治疗并没有好处，对于本病，只要保持 2 个月左右能来一次月经就可以，除非需要用到短效避孕药治疗，才会每月来一次经，如果暂时不考虑生育的，或者不促排卵的，可以等到 2 个月没来月经再给黄体酮吃。当然这只是我个人的看法。

小星的心情与妹妹小月完全相反。拿着处方，她问我："叶哥，我妹妹一减肥就能恢复月经，那我增增肥是不是也能来月经？"

"可是你不瘦啊，你的身高和体重其实比例是正常的，并不属于消瘦啊。不过你也可以进行适当的体育运动，对你也是有好处的。"

如何判断自己属于肥属于瘦呢？有几种简单的方法：

1. 估算标准体重：用实际体重和成年人标准体重进行对照，如果 >20% 为轻度肥胖，>30% 为中度肥胖，>50% 为重度肥胖；<20% 为体重不足。

标准体重可以用以下公式推算：

[身高（cm）– 100] × 0.9 = 标准体重（kg）

2. 用体重指数来估算肥胖会更加有意义：

体重（kg）/ 身高^2（m^2）= 体重指数

正常指数，男 <24，女 <26；

指数在 25 ~ 29 为超重，指数 >30 为肥胖。

当然还有其他更为准确的方法明确是否属于过重或肥胖，这里就不一一细说了。

10 天后，吃了 5 天催经药后，小星终于来月经了。

我决定给她促排卵，就在开完中药和西药时，小星问我："叶哥，我上网看了一些东西，很多人都吃一种叫格华止的药物，说多囊的都要吃的，不知我需不需要呢？"有时，病人的信息来源很广，但只是一知半解。

格华止，也叫二甲双胍，主要用于治疗糖尿病的胰岛素抵抗，研究表明，PCOS 患者中，有一部分人会出现糖代谢障碍，引起胰岛素抵抗，导致血糖升高、肥胖等，对于这一类的病人，可以只用二甲双胍治疗，调整混乱的代谢状态。

但是，PCOS 患者实际并非属于糖尿病病人，最多也只是潜在病人而已，以后也不会都发展为糖尿病，所以并非个个都需要吃这个药。

"小星，你并不存在吃这个药的问题，手术前测了几次血糖，结果都是正常的，你忘记了，我可没忘记，所以不会开给你吃格华止的。"

这次，给小星的中药也做了相关的调整，以疏肝理气、养心安神为原则，重新配了一张处方，并交代按时做 B 超监测卵泡情况。

卵泡的监测第一次一般选择从月经来潮时开始算的第 11 天，按照第一次的结果再决定第二次的监测时间，有时可能第二天就要再测，有时可能隔 3 天或者 4 天再测，而不是固定地隔一天测一次。监测的内容包括：卵泡的数量大小、卵巢的大小、内膜的厚度等。

有条件的话最好能在同一个医院同一个医生那里监测，这样判断会准确些，因为 B 超也是属于主观判断的，不同医生测量的数值有时会有一点差异。

第 11 天，小星测到左右各有 2 个总共 4 个 13mm 的卵泡，我交代第 13 天再测，没想到 4 个全都长大，已经达到 18mm 以上。多个卵泡同时成熟在促排治疗中很常见，如果有一到两个，一般医生会建议打破卵针，但是超过 3 个或更多可能就不打了，担心多胎妊娠，还有一个担心就是卵巢过度刺激综合征，这个并发症在试管中心很常见，一旦出现必须立刻处理，以免发生严重后果。

卵巢过度刺激综合征的特点就是：多个卵泡同时成熟，可能有排也可能排不了，卵巢急速增大，有时达到 10cm。腹部出现腹水（明显胀痛），严重的可以出现胸部积水而喘咳，不能平卧等。但是这个病只要及时处理绝大多数都能很快康复，只有个别会极端严重甚至危及生命。

因此，促排卵的药物选择和监测很重要，促排过程中如果有感到不适，应该及时咨询医生或者及时复诊。

小星这次促排，只是采用了最古老的促排药，没想到反应也这么大，而且在手术前她也接受过同样药物的治疗，并没有出现多个大卵泡的情况，有时甚至一个都没有。我估计这与手术以及服用中药有一定的关系。促排卵的排卵率一般有 70% 以上，怀孕率却比较低，大约只有 30% 多，如果在这个过程中辅以中药，这两个数字都会提高。所以虽然你看的可能是西医，因为目前西医仍然是我们社会的主流，还是建议你也找找中医看看，或许你机会就来了。

"叶哥，一下子长了 4 个，咋办啊？"小星着急地问。

"不用测了，针也不需要打了，我开中药给你，不打针不等于放弃，你可以继续 AA，自然点。但是如果这段时间有下腹胀或痛得明显的话，要及时回来啊。"虽然不打针发生过度刺激的可能性会很小，但也需要警惕。

最终，这个周期没有怀孕，月经按时在 30 天来潮。

"叶哥，这回促排不促排啊？"小星追问。

促排一般可以连续使用 3 个月经周期，但是小星刚刚促排长了 4 个大泡，我还是建议她这周期不促了，继续用中药治疗，当然 B 超也免了。

没想到，月经 24 天后，小星基础体温开始升高了，也令人惊讶地一直保持高温到 15 天。

那天一早，7 点钟，我还没起床，手机铃声把我叫醒，是小星。

"叶哥叶哥，今天已经高温 15 天了，从没有过的，还比昨天的温度高一点。"小星兴奋地说，连客套话都免了。

难道有了？

"用早孕试纸测测，中了就过来抽血。"我也完全醒了。

小星说家里没有备。真是不可思议，竟然没有准备早孕试纸，很多有生育愿望的姐妹甚至会集体团购，小星竟然没有，真是淡定了。

我告诉她等会儿药店开门了就赶紧去买一根测测。

早上 8 点半，病房已经交完班，我正准备上手术室开工，刚出办公室门口，就和小星撞了个满怀。

"叶哥，中了中了中了中了，2杠！你看你看！"小星兴奋得连说4声中了。第二次怀孕了，没想到还是这样激动。

这次我干脆让小星住院了。

为什么小星能中？不是没有促排吗？

虽然这个周期没有进行西药促排卵治疗，但是上个周期的药性可能还在体内发挥着，所以即使暂停促排，这个周期也完全可能有自然排卵，加上小星也继续吃着中药。

接下来的日子和不少女性一样，安胎、监测、排除宫外孕、看看胚胎是否正常……

住院2周后第一次B超，结果再次让小星夫妻俩笑得合不上嘴。

小星拿着B超单，快速走进病房医生办公室，见到谁都说：双的！双的！双的！

不中则已，一中竟然就中个双的！

12周，产科第一次产检NT结果正常。

16周，抽血唐氏筛查，指标正常。

24周，三维彩超，正常。

……

最终小星在孕37周剖腹产下一对健康可爱的龙凤胎！

小星小月两姐妹都是幸运的，但是PCOS这个常见的不孕杀手，仍然让很多女性继续在求子的道路上奔波着，但只要有一点希望，就不能放弃！

对于PCOS，可以小结如下：

高雄激素及高LH水平是PCOS治疗的关键。

PCOS 患者卵巢特殊的生理结构和生化特征决定了她们对促排卵药物反应的特殊性：

1. 低反应或一旦有反应则呈"爆发式"——多个卵泡同时发育，很容易引起卵巢过度刺激综合征（HOSS），远期可能与卵巢早衰有关系；

2. 单纯的抗雄激素治疗只能作为对症治疗的一部分；

3. 腹腔镜下卵巢打孔术的术后粘连不容忽视，且术后患者若未受孕则卵巢很快恢复到原有的病理状态，属于无奈的选择方法；

4. 助孕技术的高昂费用及成功率问题使其只能作为最后的治疗选择。

在多因素参与发病、病理范围涉及多系统的情况下，任何单一的化学药物及手术都存在一定的局限性，很多临床研究证实，中西医药结合治疗 PCOS 对调整月经、促进生育有较好的疗效。但目前对难治性 PCOS 仍然缺乏有效的治疗方法。

个人认为，对于不考虑生育的 PCOS，只要时不时让月经有来就可以了，避免长期没月经引起内膜增殖。

对于有生育要求的，其实就一个方法，促排！西医有西医一套，中医有中医一套，个人认为，最好能够两者结合，将大大提高本病的疗效。

有一种病真正让人痛不欲生

如果说，盆腔炎是个凶残杀手的话，那么内异症与腺肌症这对兄弟更是一对凶残和阴险结合在一起的超级杀手，因为它有时让你痛苦万分，更多的时候，它却会那么的温柔，你感觉不到一丝的痛苦，正因如此，我们送给这兄弟俩一个外号："生殖中的超级癌症！"癌症会致命，这个"超级癌症"虽不会让你致命，它的行为却比癌症还要凶残，你要搞掂它比搞掂癌症还难。如果对照《笑傲江湖》中的人物，盆腔炎就是任我行，敢做敢杀敢担；内异症、腺肌症就是岳不群与左冷禅的结合体，有君子之外表内心却极度凶残与阴险！幸好，江湖上还有少林武当，还有令狐冲，能够挺身而出主持正义。

巧克力囊肿与巧克力没有半毛钱关系！

2012 年一个细雨蒙蒙的春日下午，诊室正常开诊中。

"请 25 号小茵到九诊室就诊。"叫号系统呼叫着。

小茴？提到这个名字我就头痛，作为她的主治大夫，我已经是黔驴技穷了，每次复诊看着她忧郁痛苦的表情、听着她重复了多少次的痛苦申诉，我深感难受和遗憾，我实在是不知道还能怎样帮助她。

"美女们，小茴姐姐又来了。"我苦笑着和亚丽、琪琪说。她们虽然还只是学生，但是已经和很多病友们成了好友了，大家不再纯粹是医患，更多时已经是姐妹一样的关系了。这一点，我常常赞许她们。

"老师，你是不是又要头痛了，小茴姐姐来了。"助手们都清楚小茴的病情。

我知道，今天应该是小茴的大姨妈来临之日，我又猜想着等会儿进来的小茴将是如何地陈述她的辛苦和难受。

没想到进来的小茴竟然没有一丝的痛苦表情。

她说："哥，我应该快来月经了，肚子已经开始有一点感觉，快开点活血药让月经来吧，憋着太难受了！能减点痛就减点吧。"

我看了一下她上次的月经时间，今天刚刚过了一天，而平时她的月经时间都会提前一两天，难道盼望已久的那一刻来了？我按捺着心中的忐忑与激动，告诉她，先去验个小便看看有没有怀孕再说。

她瞪大双眼，"不可能吧，哥！这个月我都没心思了，就 A 过一次而已！"

哈哈，我听了心中反而一乐，越是精心准备，就说明越是紧张状态，就越不利于怀孕，无意中的松懈就是给精子、卵子创造了一个良机。

"先验了再说。"我叫亚丽开了单给她。

"可能吗？不可能的！"小茴喃喃自语走出诊室化验去了。

看着小茴美丽的背影，眼前浮现出这位 29 岁的姑娘既往的一幕幕，我内心暗暗祈祷：老天爷，给她中一次吧！

……

老天爷除了擅长接受人的祈祷外，还喜欢作弄人，有些人还被作弄得痛苦万分。小茁就是其中之一。

2年半前，一个炎热的下午，小茁拿着一本破旧的病历，坐到我面前。那天是她第一次进来第九诊室。

小茁是个温柔美丽的姑娘，神色中隐藏着淡淡的忧伤，漂亮的眼神折射出一丝无奈，也闪耀着不屈服的光芒。

这位还不到27岁的年轻女子已经在解决痛经和生育问题的道路上走到了尽头：长期饱受痛经的煎熬，刚结婚时就发现内异症、巧克力囊肿和腺肌症，做过腹腔镜手术，术后痛经依然不能改善，最后做了试管。但老天爷并不怜悯她，试管也失败了。因为Q群姐妹的相互介绍，她带着一丝希望，来看看中医有没有办法。

看着助手整理的资料，我又叹气。这位美丽的姑娘之所以会这样，是因为她惹上了生殖里最为头痛的一对凶手——子宫内膜异位症和子宫腺肌症这兄弟俩！

这对兄弟究竟是什么鬼东西？

顾名思义，内异症，就是子宫内膜异位症。正常女性的子宫内膜是生长在宫腔内，从月经干净后开始，子宫内膜在雌激素的作用下慢慢变厚，就是这层厚厚的内膜构成了孕育生命的最初土壤，排卵后如果怀孕，受精卵就像种子一样埋在这层土壤里，母体的血液滋养着它，慢慢生根发芽；如果没有怀孕，受体内激素的变化，子宫内膜就会从宫腔内脱落，排出体外，就形成了我们平时说的月经。

如果这些内膜没有乖乖听话，或者因为一些人为的因素干扰了子宫内环境，比如最常见的人工流产、药流、各种宫内操作如通水宫腔镜等等，或者生殖道感染了，那么一小部分内膜就不好好待在宫腔，而是到处乱跑。会造成什么结果呢？就是大家所痛恨的子宫内膜异位症。

如果子宫内膜没有待在应该待的宫腔，而是异位到了其他地方，它就会像个调皮捣蛋的孩子，可以跑到身体的任何地方：跑到卵巢上安家，每个月随着月经出血，卵巢上的内膜组织也脱落出血，血液被包裹起来，慢慢形成囊肿，囊肿里面全是每个月积累的陈旧性血液，手术刺破囊肿可以看到这些暗褐色的血液流出，像极了浓浓的巧克力，这也就是常说的巧克力囊肿，医学上属于卵巢型子宫内膜异位症。

有些朋友会好奇地问：巧克力囊肿是不是吃多了巧克力才会得？也有些人问：巧克力囊肿的人是不是不能吃巧克力啊？告诉大家，卵巢巧克力囊肿只是因为里面东西的颜色和质地很像溶解了的巧克力，褐色黏稠，而与巧克力本身没有任何关系。了解了这个名称的来由，它和吃不吃巧克力完全没有半毛钱关系，所以即使得了巧克力囊肿，也还是可以大胆地享受巧克力的！

卵巢巧克力囊肿一般通过彩色 B 超可以做出判断，有经验的 B 超医生甚至可以发现直径 1cm 以下的巧克力囊肿。

还有一些调皮捣蛋的子宫内膜组织细胞，可以跑到腹膜上，形成星星点点的病灶，常见为黄褐色的、紫蓝色的、苍白色的结节或者斑块，这些属于医学上的腹膜型子宫内膜异位症。这种情况基本无法在没做手术前发现，属于最为隐蔽但是最影响生育的子宫内膜异位症。

如果内膜组织细胞穿透腹膜欺负到直肠、膀胱头上，就有了个别严重病例，在来月经的时候会便血、尿血。

不止如此，个别胆子大的竟然还会一路上游到鼻腔、皮肤甚至肺脏！想想每次来月经时就会鼻出血、大咯血是什么滋味？5 年前，我们病房来了一位 18

岁的姑娘，每到月经期就大量咳血，可以说是一碗又一碗，甚至出现休克！长期受此折磨造成她的身体情况很差，经过各种检查，证明属于肺部的子宫内膜异位症！这个极为罕见！

"叶医生，我慕名而来，试管也失败了，希望你可以帮帮我！"小茵第一句话便是这样急切。我都还没回答，她接着说："我自来月经就痛经，结婚后更加严重，后来才知道是得了内异症这个病，不知道为什么我会这么倒霉！"

她也不歇一口气，继续唠叨着："我一直有痛经，但是没有在意，每次忍忍就过去了，结婚后痛经越来越严重，有时候必须要吃止痛药，但是我听老人家说生了孩子痛经就好了，就没有理它。"

我并不想打断她说话，就由她说个痛快吧。看到我不出声表情还严肃，她继续着，"叶医生，我啥事都没做过，干吗会惹上这个魔鬼呢？"说着说着，她的眼泪开始滴下，最后竟然大哭起来。

痛经，很多女性都有经历过，如何判断痛经是否需要找医生治疗呢？是否需要检查什么呢？

痛经是个主观的症状，严重程度以每个人的耐受力去衡量。如果你的痛经感觉轻微，并不影响你正常的生活工作，只需要经期注意休息，可以不用吃药。

如果你感觉非常难受，难受到已经让你生活工作受到影响，那么就需要治疗。

治疗与不治疗并非说明有问题或者没问题，实际上，不少不需要治疗的痛经有时并不属于严重的疾病范畴，也有些非常严重的痛经却是没有任何病因的。

所以不能以痛经的严重程度来判断是否有某种疾病，不管痛与不痛，正常的女性定期体检是必需的。

对于年轻姑娘的痛经，老人家常会说，生了孩子就没事了，这句话并不是完全没有道理，很多都是生活经验的积累。很多年轻姑娘的痛经属于生理性痛经，生殖器官并没有器质性的病变，往往结婚有性生活后或者生完孩子后就可以明显减轻甚至消失。但是，也不能因此而断定一个年轻姑娘的痛经是否需要治疗。所以，建议有痛经的女性应该去做一次 B 超检查，至少可以排除明显的妇科疾病，没有痛经或者仅有轻微痛经的女性，没查过 B 超的也建议找个时间去查查，没特殊情况就选择月经一干净时去查，因为这个时候卵泡还很小，不会因为卵泡而影响判断。

小茜没有停止说话，一边抹着眼泪一边说："直到婚后一直没有怀孕，家人着急，才到医院检查，没想到查出来内异症，还有巧克力囊肿。"

这样看来，小茜的痛经就不是生理性的，而是病理性的。

我其实并不关注小茜说的话，我看了既往的一些记载，估计有些不全，可能没有带来，我心里已经感到很棘手了：小茜除了长期痛经没有解决，加上不孕多年，除了明确有巧克力囊肿外，更要命的是还确诊了比巧克力囊肿还难搞的帮凶——子宫腺肌症！

如果说内异症被称为不孕症的"超级杀手"，那么腺肌病就是不孕症的"顶级高手"！腺肌病是怎么形成的呢？刚刚我们说子宫内膜不好好待在宫腔而到处乱跑会形成内异症，腺肌病的内膜更加古怪，它竟然跑到了子宫的肌层里面！正常子宫的内膜层和肌层是分开有界限的，井水不犯河水，可是有时候内膜偏偏要跑去肌层住一住，这一住不要紧，就再也别想把它赶走了！有时候内膜会成团地住进肌层里，随着来月经出血，肌层里面的内膜也跟着出血，久而久之就形成了肌层里的瘤子，我们叫它"腺肌瘤"。有时候内膜会住在肌层各个角落里，慢慢地，子宫变得又硬又大。内膜也不是随便在哪里都住的，临床上最多见的就是住在子宫后壁的肌层，所以腺肌病 B 超上常常说子宫增大，肌层回声不均匀（那是因为内膜在里面搞怪），子宫后壁增厚明显（因为它最喜欢在这里）等，通过这样的一些描述可以大致诊断腺肌病。

虽然与子宫肌瘤名字有点类似，但腺肌症与子宫肌瘤是完全不一样的疾病，最大的区别就是：肌瘤不管大小，与正常子宫肌层是有清晰边界的，每个瘤子都可以干净挖掉。但是腺肌症属于一片肌层或者整个子宫肌层的弥漫性病变，毫无边界可言，即使形成腺肌瘤，也只是局部突起，与肌层也没有正常边界，所以手术是无法清除干净的。

"小茜，那你有没有流产过或者药流之类呢？"我虽然看到亚丽写的病历上没有这样的历史，但是必须确定一下，虽然医生了解病史有时感觉是在查户口，甚至在揭你的伤疤、招你的眼泪，但是这是治疗疾病的需要，对医生隐瞒并不是正确的选择。

对于妇科的很多疾病，以前的怀孕、流产、生育等都是非常重要的判断资料，但是因为涉及隐私，有些人不愿意如实告知。本人的经验就是，涉及隐私的，除非病人表示没关系就照写，不然我了解后就会做个只有我自己知道咋回事的记号，这样既可以明白病情资料，也可以避免泄露一些隐私。

小茜已经抹干眼泪了："叶医生，我和老公都是初恋，从来没有怀过孕，后来也是因为结婚后 3 个月怀不上才到医院看的，医生才说我是内异症。"

有痛不一定就是内异，没痛也可能是内异

当人们听说或接触内异症时，她们心里想知道的就是：

"医生，我有没有得内异症？"

"医生，我有痛经，是不是内异症啊？"

"医生，我没有痛经，不会得内异症吧？"

医生判断一个人是否得了某种病，并不是头脑一热凭空想象而来，而是需要对这个病的来龙去脉搞得清清楚楚，包括它的病因、诱发因素、临床表现、病理机制、诊断标准，到了每个不同病人身上，还需要结合她的病史、发病经过、治疗过程，才敢在病历本上写下诊断，即使如此，仍然有很多时候无法做出明确的诊断，病历本上还可能写下一个"？"或"待查"，意思是，如果想明确，还需要继续检查。

内异症偏偏就是这样一个难搞的疾病，它的病因病理机制到目前为止，仍然是"学说阶段"，也就是说，我们只能说可能是什么原因，但无法确定。在各种学说里，目前公认的最重要的学说就是"种植学说"。

道理非常简单，种瓜得瓜，种豆得豆，子宫内膜"种"在哪里就长在哪里，经期的时候，部分内膜随着经血倒流入腹腔，种在卵巢、腹膜上就形成了内异症，知道了经血会在什么情况下倒流，就知道了应该如何预防内异症了。

例如要避免经期的剧烈运动，经期性生活等。特别是青春期少女，因为生理知识缺乏或者家庭学校教育不足，经常经期也需要参加体育运动。

还有，经期或经前过量吃寒凉东西也是有害的。中医认为寒主收引，寒性会导致气血流通不畅，经血逆流，从而导致内异症痛经等。所以应该注意！

另外更重要的原因，就是宫腔的各种操作，如药流、人流、通水、造影、宫腔镜等，这些检查或操作全都属于有创性的，会引起内膜的脱落，如果发生宫缩或者宫腔压力大，使得宫内液体沿着输卵管逆流进入腹腔，就可以导致内异症的发生。当然，这些检查与内异症之间的关系并不是必然的，有些必须要做的检查，不能因为担心内异症的发生而不做。

还有更容易理解的一种种植方式，就是剖宫产手术时，在缝合子宫时将部分内膜带到了外面，以致后来形成剖宫产切口的内异症。每年我们都会接触到少量的剖腹产下腹切口的子宫内膜异位症病人，随着剖腹产率的快速提高，这种并发症还会继续增多。

小茴再如何回忆也想不起有哪些因素导致她得了这种病，唯一的记忆就是确实在月经期有运动过。难道一次就会这样？医学上不单有一万，也有万一，涉及健康问题，不能心存侥幸。

"唉，都怪我当时不懂这些啊。"小茴有些懊恼。

"小茴，我们不懂的东西可多了，也不一定是因为你在经期运动就得了内异。"

"叶医生，我就是痛得要死，但是月经又是正常，医生说排卵也正常，管子也是通的，干吗也会怀不上呢？"

内异症的症状可谓是多种多样，临床上最常见的有三类：

第一大类就是一个字：痛！痛经多数是继发性的，就是并不是一来月经就痛，而是后来才出现的痛经，并且是逐渐加重，有些是月经前就开始痛，有些是经期痛，甚至痛到大汗淋漓，痛到晕倒呕吐，多数随着月经停止可以缓解，少数会一直持续到经后。曾经遇到过的最严重的痛经案例是一个月三十天能痛二十几天，持续的疼痛让她崩溃，她最后决定拿掉子宫，即使永远失去做妈妈的机会，也无法再忍受没有任何质量可言的生活！

并不是所有的内异症患者都会有明显的痛经，痛经明显的多见于子宫腺肌病。感到有明显痛经的不超过内异症整体的50%！所以，不能以有没有痛经来判断有没有内异症，有痛不一定就是内异，没痛也可能是内异！

第二大类就是月经异常，表现为经量增多，经期延长，或者经前点滴出血。事实上，绝大多数内异症患者排卵是没有异常的，每个月都可以排卵，但是卵子的质量欠佳；对于子宫腺肌病，子宫增大也会引起经量增多，甚至大出血。这也是内异症胎停率很高的一个原因。

临床上还有相当一部分人虽然最后确诊是内异症，月经却非常正常，小茴就属于这类型。

第三大类，就是不孕。内异症患者不孕率高达40%。在我的门诊，有将近一半的病人是内异症，而在这其中，至少三分之一患者除了不孕外，没有任何临床症状，这类患者无法通过B超或者抽血来诊断，唯一的诊断方法就是通过手术，也就是腹腔镜检查，直观地看到肚子里的情况。

很多人一听说腹腔镜是手术，就充满了恐惧抵抗感。其实它不属于大手术，而是属于小手术。腹腔镜不需要像传统的开腹手术一样，在肚皮上留下长长的疤痕，一般情况下，只需要打三个直径在0.5 ~ 1cm之间的小孔，我们平时幽默地称为"在肚皮上打洞"，通过这三个小孔，可以把带有光源的镜子放进肚子去，这样就可以不打开肚皮而在屏幕上把肚子里面看得清清楚楚，还可以放置其他手术操作的器械，从而进行手术。腔镜技术发展到现在，已经非常成熟，它具有美观、损伤小、恢复快等优点，非常适用于妇科不孕症的手术。在国外，腹腔镜已经是不孕症非常普遍的检查方式，甚至不需要住院，患者只是在门诊麻醉，打一个小孔，放置光源镜子来进行检查，以明确盆腔内的病变。

按照小茴2年前的情况，即使不用做腹腔镜手术，诊断巧克力囊肿和腺肌症也是很明确的了。

鉴于小茴原来的检查资料大多被生殖中心收走了，有些情况我只能问她了。

"当时你们几个月没有避孕？巧克力囊肿有多大？"

"当时结婚有 3 个月吧，家里人就着急了，加上痛经越来越厉害，催着看医生，我记得囊肿两边都有，一个是 3cm 左右，一个是 2cm 左右，医生说会影响怀孕，要我做手术，我考虑了两个月，就做了腹腔镜手术。"小茴对这个过程仍历历在目。

可是我的内心又不再平静！

病人常问："医生，有什么好办法治疗内异症和腺肌症啊？"

怀孕！几乎所有的医生都会这样回答。但是，内异症腺肌症患者确实很难怀孕。

小茴虽然痛经，但是已经持续很久了，并非近期才开始的，而巧克力囊肿也不是很大，只有 2 ~ 3cm，结婚才备孕 3 个月而已，离不孕症的诊断距离还很遥远。这种情况，其实可以给小茴再尝试备孕一段时间，如果能怀孕，就不会发生接下来的痛苦经历了。

在生育问题上，不光是手术问题，包括其他有创伤的检查，如造影，都应该是达到一定标准后再去选择。当然，当时按照小茴的情况，确实已经具备手术的指征，所有手术也是合理的，但是，如果能更加明智一些就更好了。

"小茴，那你 2 年来没看过中医吗？"

"中医？有效吗？西医都没办法啊！"唉，小茴的回答让我汗颜。当今确实有这样的认识：西医都搞不掂，中医行吗？

按照小茴这种情况，10 年来在我的门诊看过的，先不做手术，给予中药治疗，一边治疗一边备孕，大约痛经的好转率有 60%，而自然怀孕率有20% ~ 30%。个人认为这个结果已经相当不错。所以，类似小茴这样的人，建议有兴趣、有条件的话就去找找中医看看吧。当然中医不是万能的，该手术处理的时候就应该手术。

我不想对小茴之前的手术做过多的评价，反正手术是合理的，只是因为没有给点时间尝试一下中医中药的治疗感到有点遗憾而已。

我翻开她的手术照片和相关资料，照片中清楚显示了她增大的子宫，一眼看去就知道这是腺肌症的子宫。正常的子宫淡红色，看起来软软的，像个倒过来的鸭梨，而腺肌症的子宫颜色变深，有时候甚至是淡紫色，体积变大变圆，整个看上去像一个硬邦邦的皮球。

另外两幅图则分别显示了她的两个卵巢，可以清楚地看到巧克力囊肿打开后流出来的浓稠"巧克力"，只要看过一次，就终身难忘！除了她的子宫、卵巢有内异病灶，手术记录也详细描述了盆腔其他位置的内异病灶，还好，她的两侧输卵管外观看起来都是正常的，术中做了输卵管通液术，提示也是通畅。

但是，有个不经意的手术细节：手术结束后，在盆腔创面上涂抹了某种防粘连剂！这个问题容待后述。

手术后小茴就开始了"漫长的等待"。

"小茴，手术后医生有没有建议给你打针之类。"按照我判断，这种情况下，医生会给她打某种 2000 元左右的针剂的。

"打了 4 针啊，医生说打了就不会复发，怀孕几率也很大。"小茴的回答完全与我的判断是一样的。

"那当时医生有没有给你说打针的弊端和不打针的好处呢？"我估计没有，这是很普遍的现象。

"没有，绝对没有！"小茴非常肯定地说，"不打针也有好处啊？什么好处？"小茴追着问，其实有没有好处对于小茴已经都是过眼云烟了，知道了又能怎样呢？

"后来还有没有别的治疗？"我心里估计应该打完针后就会给她促排卵治疗的。

但是这次我估计错了，小茴说："没有，打完针后来月经医生就叫我备孕，没有别的治疗。"我认可这样的处理，小茴虽然有内异症腺肌症，却有完全正常的排卵，对于一个正常排卵的人给予促排治疗，其实并不会增加怀孕的机会。

"叶医生，你刚才说，还可以选择不打针的吗？"小茴竟然还没忘了刚才那个问题。

过去的已经过去了，我决定不直接回答小茴的这个问题。

其实，对于内异症来说，除了手术治疗外，还有其他什么治疗方法呢？吃药？打针？

内异复发与怀孕的博弈

明白了内异症是如何发生的，也就大体知道了应该怎样治疗。这些调皮捣蛋的内膜组织到处跑，跑到哪里长到哪里，但是它的存活必须有一个条件，就是体内雌激素的支持，所以只要可以降低体内的雌激素水平，原理上就可以治疗内异症。

几十年来，内异症的药物经过了几代的更新变化，由于雄激素和孕激素有对抗雌激素的作用，所以早期的雄激素衍生物（如达那唑）、高效孕激素（如内美通）以及短效避孕药（其中多数含有高效孕激素）都用来治疗内异症，治疗的目的就在于降低体内雌激素，从而使得异位的内膜慢慢失去活性，等停药后不再复发。但对大量的临床资料进行研究后发现，这些药物的治疗效果并不十分令人满意，停药之后仍然有较高的复发率，而且长期服用副作用非常大，例如痤疮、多毛、肝功损害等。所以目前临床上已经逐渐抛弃了这些治疗方法，但是，据我所知，一些基层医院仍然在使用这些药物。

目前，除了手术外，治疗内异症最火的药物就是 GnRh-a 制剂了，就是平时常说的打针治疗。这种针可谓"天价"，一针就将近 2000 块，往往需要打 3 ~ 6 针（28 天一针，就是一个疗程），有些医生甚至建议打到 9 针。它的治病原理是通过抑制脑垂体进而抑制卵巢功能，从而抑制雌激素的产生，也就是从根源上减少雌激素的产生，抑制异位内膜的生长。由于打针期间卵巢功能被抑制，就不会正常排卵，也就不会来月经，从而出现暂时性的绝经状态。

从原理上讲，疗程越长，治疗效果就越好，但是，又不可能疗程太久，因为它抑制卵巢功能，会产生其他的副作用，例如骨质疏松、潮热、盗汗等更年期综合征症状。到底什么时候打针？打几个疗程？临床上出现"五花八门"的现象。子宫腺肌病打针，巧克力囊肿打针，没有手术打针，手术后也打针，疗程就更不用说了，打 3 针、打 4 针、打 6 针……什么样的都有，而病人也只能听从医生的话。但关键的问题在于：打针真的可以预防复发吗？

事实或许并没有我们想象中乐观。

内异症是个多讨厌的疾病？为什么我们称之为"超级杀手"？虽然它是良性的疾病，某些特性却像恶性肿瘤一样。它们到处种植、转移、复发，要完全根治这个病，要等到绝经期以后才可以，或者干脆切除卵巢，但是对于年轻的，或者还有生育要求的，就不能采用这种办法了。

打针疗法正是模拟了这个过程，希望通过打针期间的短暂性闭经来消灭异位内膜的活性，使其永不再复发，然而，想法是美好，实际上是不可能实现的。打针也只不过是一种临时的治法而已。

很多文献资料，基本都是显示打针的好处多多，坏处少少，貌似一夜之间，手术内异症或者腺肌症都需要打针一样。每个医生都有自己的经历和实践，本人的 8 年来的实践，得出的结果却与当今流行的主流不太一样。我总结了 8 年来 400 例在我的门诊接受过手术的内异症病人，结果发现，打针与不打针，术后的怀孕率没有差别，反而打针的略为低点。另外一个就是复发问题，没有打针的复发机会少，打针的反而复发机会大。作为一名临床医生，我更相信自己的亲身体会。

所以，对于打针问题，我不会随意，我也会主动建议一些病人打针，也会建议一些病人不打针，也会把打针不打针的决定权交给病人自己，再把各种选择的利弊告诉患者。

打针的好处在于，有可能会抑制内异症的复发，或延长复发的时间；坏处在于，打针期间以及之后的数个月内不会来月经，也就是没有排卵试孕的机会，只能等停针恢复月经后再试孕。

那么，不打针呢？好处在于，术后第二个月就可以试孕，因为手术已经解决了一部分内异症问题，术后一段时间内的怀孕率是相对较高的，按照我的统计是术后 8 个月内怀孕率最高；坏处在于，有可能来一次月经内异就复发。

所以，打针与不打针，都是一种赌博，赢了不能说是明智的选择，只能说你的选择是幸运的。

我回答小茴："打针与不打针对于你现在来说已经都是浮云，没啥意义了。关键是我们以后的治疗问题。"

和术前一样，小茴在等待术后打针过程和等待怀孕的过程中也没有去找中医，失去了中医治疗的第二次时机。

接着的备孕日子，每个月继续忍受着痛经的折磨，手术和打针对于痛经根本起不了一点作用，但顽强的小茴一直心存希望，只要能怀上，就是再痛也值得！

可是，月月满怀希望，月月在痛苦中失望。

转眼间术后已经 1 年半，术后备孕也已经接近 1 年，痛经继续着，至今肚子也依然扁扁的。

小茴再次回去手术的医院复诊，医生告诉她，既然手术后已经等待那么久了还没怀孕，可以去生殖中心联系试管事情。

试管？

小茴根本就没有这样的思想准备，一下子不能接受，哭着回到家里，哭倒在老公怀里。这里不得不赞赏一下小茴的老公，从恋爱起就知道每个月会有几天是妻子的灾难日，从结婚后手术开始，就知道小茴是个难以怀孕的女人，但是这位斯文有涵养的充满爱心的男人，对自己妻子疼爱有加，一直给予小茴无尽支持和关爱！

丈夫安慰妻子，试管就试管，反正经济可以负担得起，只是不知妻子又要多遭多少罪了。

小茴平静后，为了生娃，决定按照医生的建议去试管。

一次试管失败相当于提前衰老 2 年

试管婴儿，并不是在试管里长大的婴儿，而是把妈妈的卵子和爸爸的精子放在实验室的试管里进行受精，试管里面有营养丰富的培养液，等它们结合形成胚胎后，再转移到妈妈的子宫里。世界上第一位试管婴儿 1978 年出生在英国，由英国产科医生帕特里克·斯特普托和生理学家罗伯特·爱德华兹合作研究成功，当时被称为人类医学史上的奇迹，经过 30 多年的发展，到现在试管婴儿技术已经非常成熟，各大生殖中心都是病人爆满。

选择试管婴儿，往往是迫不得已的最后一步，除了费用昂贵以外，很多爸爸妈妈会担心试管婴儿的智力问题，怕试管里培养出来的不靠谱，怕 N 年之后出现什么问题。其实这个担心是多余的，试管婴儿技术发展到今天，已经达到可以选择生男生女的地步（当然这种技术有严格的使用要求），每个移植到子宫的胚胎都是最佳的，那些质量有问题的会被淘汰掉。

试管作为辅助生育技术的最重要环节，有着严格的适应症和筛选程序，并非个个都能合乎条件，从内异症的角度看，基本可以按照这样的步骤来考虑是否合适试管：

1. 如果年轻（一般小于 35 岁），内异症手术后可以等待一年，怀不上可以考虑试管。

2. 如果年龄大于 35 岁，这个时间可以缩短为半年。

3. 如果是患有腺肌症的，已经达到不孕症的范围了，可以直接考虑试管。

当然这只是建议而不是绝对，如果你坚决不走试管这条道，选择一直等待下去，有些人会在等待中自然怀孕了，但是岁月不饶人，你能等多久呢？

一位不孕女性 3 年前我帮她做了腹腔镜手术，术后也吃着中药，一直等了一年半都没怀孕，我建议她可以去做试管了，但是她宁愿不要孩子也不接受试管。

确实，有不少人难以接受试管，甚至认为试管的不是自己的孩子！只要卵子、精子都是你们的，那么宝宝就是你们的！一些人因为男性生精障碍本身无精子，才需要去精子库使用别人的精子。这位女性后来领养了一个孩子，没想到就在领养后 4 个月，竟然自然怀孕了，更哭笑不得的是，竟然是双胞胎！原来没有孩子，一来就来了 3 个！她后来对我说："叶哥，我现在不是愁没有孩子，而是愁以后如何带 3 个孩子啊！"世界还真奇妙！

走上了试管之路的夫妻，更应该相互鼓励和支持理解。因为做试管婴儿，几乎难受的事情都是由女方承受的，各种检查、吃激素、促排卵、取卵、移植、保胎等等，如果没有家人的支持特别是自己老公的支持，很难很难走下去！

"小茜，那你做了试管了吗？移植了没有，还有没有冻胚呢？"这些都很重要，涉及进一步的处理建议。

"做了一次，但不成功。"提到试管，小茜再也忍不住，眼泪扑簌簌掉下来。

"我在某三甲医院做的试管，当时取了15个卵，配成了4个胚，移植（把胚胎放到子宫里）了两次，可是都失败了，两次都根本没有着床（胚胎在子宫里成活）。"

我可以体会她的心情，目前试管的费用在3万～4万，钱可以想办法解决，但是走到试管这一步已经是承受了巨大的心理压力，又遇到两次移植都失败，不知道这个弱小的身体里面究竟承载了多少重量！

亚丽再次递了一张纸巾给她，又轻轻地拍拍她的肩膀。

等抹完眼泪，小茜接着说："叶医生，听说内异症试管成功率特别低是吗？我是不是没有希望了？自然怀不上、试管不成功，我以后咋办啊？"还没说完，又开始哽咽了。

女人确实是水做的。

小茜问的没错，内异症试管成功率在常见不孕病因中是较低的。目前大约为20%～40%，原因何在？内异症导致不孕机制不明确！所以，内异症是一个招所有人讨厌的但又必须去面对的病。

试管，也有试管的风险。因为试管的费用昂贵，以及为了配成更多的受精卵，大家希望能从妈妈的卵巢内取出尽可能多的卵子，这样就有更多的机会。但是，这取卵的过程中隐藏着巨大的风险。

通常试管时会使用强效的促排卵药物，使卵巢一次性产生尽量多的卵子，常常达到20多个，甚至30多个，这是什么概念？如果正常女性一年12个月排卵12个的话，一次试管就相当于排了2年的卵子，如果失败了，这位女性就等于提前衰老了2年。

这对卵巢是多么大的伤害？试管最大的并发症就是"卵巢过度刺激症"，是由于卵巢被药物刺激产生过多卵子而导致的，这种并发症可以发生在促排取卵期间，也可以发生在移植后，发生在移植后的一般会比较严重，但是成功的机会也跟着提高。

唉！老天就是这么喜欢折磨他的女性子民们吗？6年前有一位好不容易移植成功，证实是双胎，但是才6周，整个肚子已经像怀孕六七个月那么大了——整个肚子里全都是水！更加严重的是这时连胸廓里也充满了水，除了肚子胀得难忍，还出现了严重的喘咳，不能直立走动，不能平卧，只能半坐着度过每一个日日夜夜！更加麻烦的是，她还出现了肾功能的损害。这个时候如果放弃怀孕，她很快就能恢复而不会有危险，但是为了这次怀孕她费了多少的心血，其中的艰难只有她自己知道。她选择宁愿没命也要继续妊娠下去！这就是女性最伟大的地方！

没办法，我们用了各种能用的针药，在取得病人的知情和同意下，我还把我们中医书里的妊娠禁用的一些方法也用上了，老天开眼，病情终于得到了缓慢的恢复，住院1个多月，单单白蛋白就用了60多瓶！

幸运的是，这些治疗没有留下任何后遗症，更加幸运的是，双胞胎宝宝37周剖腹分娩，一切健康，现在已经快上幼儿园了。

一想起这位伟大的女性，我除了内心祝福她，也暗暗冒汗！

试管失败后，同样面临着另外一个问题——卵巢功能下降，甚至对于年龄较大者会导致卵巢早衰。

小茜就是这样，虽然她年龄并不大，但是我看了她试管后的抽血检查结果，已经提示卵巢功能有下降的趋势。

"叶医生，我试管已经失败了，西医那边让我继续做第二次试管，我实在害怕了，所以想来找中医看看。"

我知道小茜来到我这里是抱着最后的希望，但我并不能给她太大的希望，因为我们面对着的是内异症和腺肌症！

算是安慰她也好，算是告知她实情也好，反正我不想忽悠她："小茜，内异症是这样的，现在试管也走了，我只能开点中药先给你调理，先恢复一下身体状况吧！至于下一步如何走，再想想看。"其实在我心里，已经有了方案：吃一段时间中药，再去试管！如果现在就把这些告诉她，对她来说无疑又是一种打击。

她听了我的话，眼泪又扑簌簌地流下来。她没有说话，估计她也能猜到我的想法。

"小茜，有时也会有奇迹的，你吃中药期间不用避孕，如果幸运怀孕了就赶快保胎。"

她的眼睛一亮："我还有可能自然怀孕是吗？"

"在我这里，确实有些人所有的路子都走了一遍，最后绝处逢生。你还年轻，还有很多机会，不要轻言放弃，只要心中有希望在，奇迹就有可能发生。"

"谢谢！谢谢！"她抽泣着，"我太需要这些话了，我一定好好吃药调理。"

医患之间最初的信任就这样形成了。曾经有位社会学人士说：也许各个医生开的药都是差不多的，但是如果患者信任这位医生，那么疗效就会出奇地好。希望如此！

第一次看诊就这样结束了，我给她开了14天的中药，交代一来月经就复诊，内异症特别是腺肌症，按照中医的理论，经期最好也能进行治疗。

望着年轻、略显苗条的小茵的背影，我深深地叹了口气。

"老师，您干吗叹气？"助手亚丽问。

我没有回答，但是后来我让亚丽的研究生毕业课题选择了腺肌症作为主攻方向，就是答案！

内异的分级高低与怀孕难易没关系

接下来的日子，小茵开始了漫长的品尝"中国式苦咖啡"的日子，我深知给内异症和腺肌症开的中药是最难喝的，能坚持下来很了不起。

但是，即使我使尽了浑身解数，也暂时无法帮小茵改善病情，虽然有时痛经改善了，却又经常复发。每次看着深受折磨的小茵，我也内心着急，辨证不行、辨病不行、病证结合不行、补的不行、攻的不行……我真的感到黔驴技穷了。

充满希望的春天已经悄然而过，痛，依然；孕，不现。

积极努力的酷暑也过去了，痛，依然；孕，未现。

收获的秋季也静悄悄地溜走了，痛，依然；孕，还未现。

终于，等到了寒冬腊月，每次冒着凛冽的北风，小茵继续坚持着，但是，我没信心坚持了。

在一个最为冷酷的下午，我终于开口说出了最冷酷的一句话："小茵妹妹，还是试管吧，哥已经没有办法了。"

我知道，这句话对小茴的打击有多大，但是作为医生，我有责任告知现状和建议。

听了我的话，小茴眼睛立刻红了，但是没有哭出来，她只是淡淡地带着些失望问："哥，我愿意再继续喝你的苦咖啡，真的没希望了吗？"

后来她还是接受了我的建议，去了生殖中心……

数月过去了，幸运女神并没有降临小茴的头上，除了卵巢又受到一次创伤外，一无所获！

令人更加懊恼的是，小茴的巧克力囊肿又复发了，而且这次来势凶猛，已经长大到5cm了！

知道复发了，小茴疑惑地问我："哥，去做试管期间，我也检测了CA125这个东西，都是阴性，怎么可能复发呢？"

CA125的中文全称是"癌抗原125"，除了一些消化道肿瘤与卵巢肿瘤外，内异症腺肌症的一些病人，也可以测到这个指标阳性，所以有些医生会把它作为诊断的指标之一。但是按照我10年来的临床总结，共有500例病人的资料，已经经过手术确定是内异症的，只有30%多的人会测到阳性，而那些在手术中确定不是内异症的，也有相当一部分人可以测到阳性，所以本人认为，这个指标对于诊断内异症并没有特异性，可以作为参考而不能作为确诊依据。也就是说，CA125检测阳性并不能证明你是内异症，而测到阴性也不能排除你没有内异症。

曾经有位女性拿到CA125的报告，看到阳性，医生告诉她有问题，可能是内异症，没有进一步跟她解释清楚。结果这位女性回到家一百度，那些信息让她当晚失眠！什么肝癌胃癌卵巢癌，像魔鬼一样在她面前晃来晃去，接下来的日子一直得不到安宁，虽然也做了各种排癌检查都没事，她还是出现了严重的抑郁症，用尽方法才得到改善。后来她因为管子问题做了腹腔镜，结果证明肚子里非常干净，没有发现内异症的一丝痕迹。

小茴已经不在乎我解释的 CA125 的问题，她现在关心的是接下来咋办。

我终于提出再次腹腔镜手术的建议。说实话，提出这个建议我是冒着很大的风险的，因为内异症、盆腔粘连、腺肌症之类的疾病，再次手术的危险是很高的，最担心的就是对其他器官的损伤！

我把手术的困难和风险和小茴进行了沟通，小茴选择了手术，手术前，她对我说："哥，我就交给你了。"我内心五味陈杂，真希望自己有三头六臂无所不能。

后来我才了解到，小茴知道再次手术的风险，她竟然私底下交代她先生——那位斯文的男人说："不管手术出现什么状况，甚至有生命危险，都不允许你找哥的麻烦！"作为医生，有这样信任自己的病人，夫复何求！

手术由我亲自来做，由于卵巢已经做过一次手术，手术难度比我想象中要大。卵巢上不仅有囊肿，还和周围的肠管粘在一起，我艰难地分开粘连，开始剥离囊壁。巧克力囊肿的囊壁最厚最难剥，是最累人的手术，常常一台手术下来，双手、双肩都酸了，庆幸的是，小茴的输卵管还好好地待在那里，只是出现了粘连，处理后再次做了通液，是通畅的。

还记得小茴第一次手术吗？医生给她喷上了防粘连剂，干什么用的呢？

目前，各种所谓的防粘连剂广泛应用于临床，对于预防肠道或者其他器官的粘连是非常值得称赞的，但是有些医生将粘连剂用于生殖的手术，我觉得需要慎重。个人认为其实某种非常便宜的液体是非常管用的，只需要 10 元左右，其作用远超数百甚至数千的那些。当然也许使用价格高昂的东西真的能带来好处。

术后诊断小茴的内异症已经到了 IV 期，是最严重的一期。

内异症根据严重程度分为四个级别，一期是最轻的，四期是最严重的。很多患者，包括部分医生都认为，内异分级越高，就越不容易怀孕。在我的病例统计中却并非如此。我认为，内异症的分期与怀孕的难易度并无正比关系，并不是分级越高就越难怀孕，反而，在临床中仅仅表现为腹膜上的点片状的内异病灶，严重程度属于最轻的一期，却是最难怀孕的。

手术中也发现她的子宫后壁有一个腺肌症明显凸起，也给切开挖掉，当然，腺肌症是挖不干净的。

术后又一个难题出现了：打不打针呢？根据小茴的整个治疗过程，我决定打针，给卵巢休息的时间，降低囊肿的复发可能。但是我又不想让她错过太多的时间，于是选择打 3 针。其实我也是考虑到子宫上有个切口，需要愈合一段时间才能备孕。

经常有患者因为肌瘤或者腺肌症在子宫上留下了伤口，究竟术后多少时间才能备孕呢？

这主要是依据子宫切口的长短和深浅来决定，短的浅的就可以早点备孕，长的深的就需要长点时间备孕。所以，应该以你的主刀医生的建议为准，别的医生因为不清楚你的子宫刀口深浅而无法给你答复的。

同她充分沟通后，她又一次选择信任我："哥，我已经交到你的手里，你看着办吧。"这一次是轮到我眼泪打转。

3 个 28 天，在停药的 50 天后小茴来了术后第一次月经。"我可以试孕了吧！"我看到她充满希望的表情。

"当然可以，放松试孕。"

这期间一直配合着中药调理，我难以想象她们日复一日地喝下这碗汤药的痛苦。

"这是'老叶牌咖啡'，好喝得很。"小茜自我安慰着，如果不是不孕症的折磨，她是一个多么开朗乐观的女孩啊！

转眼术后已经过了 9 个月时间，小茜还是没有动静。更要命的是本来已经好转的痛经也继续冒出来折磨她了。我要绝望了，我已经判断，30% 的机会也轮不到小茜了。

憔悴的小茜，每次在我面前时还反而给我鼓励，说继续努力继续努力，当然，私下里，她在短信 QQ 中也透露出有些绝望的念头，只是心存的最后一点点希望在继续支撑着她。

这时，诊室外面发出一阵骚动，打断了我的回忆。小茜验尿回来了！我隐约听到了她的哭声。唉！没有怀上也是正常的，我为我刚才的小激动感到悲催。

诊室的门打开了，"哥，哥！"小茜的哭声让她说不出话来。

我看到小茜拿着验单的手在发抖，我拿过来一看，感谢上帝！竟然怀孕了！一个大大的"阳"字！我抹抹眼睛再看一次，没错，是个阳字！

我知道接下来会发生什么——男人有时也会流泪的，太不容易了！可要当着那么多人流泪，我感到不好意思，所以借口上厕所。这次上厕所估计是有史以来时间最长的一次，我要等到她在诊室哭个够再回去，呵呵呵，别说我不厚道。

后来亚丽告诉我，小茜姐姐把门口的和诊室里的人都拥抱了，大家都哭了，亚丽也哭了！

内异症和腺肌症患者，怀孕了也不能大意，毕竟这两个病早期的胎停率是很高的，于是我忍住了内心的激动，给了小茜安胎的建议。

接下来的日子当然是保胎的日子，每次验血 B 超之类，每次复诊，小茴都要拥抱我一次，当然多数是当着她老公的面，偶然碰到他不在身边，照拥抱不误。现在，小茴的小王子已经 8 个月大了，一个健康可爱的靓仔！

2 年前，一位身患"生育绝症"——内异症加腺肌症的瘦弱湖北女性，不远千里慕名来到我们医院，也算是有缘或者幸运，经过数个月的中药治疗健康可爱小天使降临了。就用孩子的爸爸，一位普通的中学老师在我博客上的留言作为本篇的结语吧：

"我们曾经奔波在艰险坎坷的全国求医路上，每月历经千里跋涉来到广州，我的妻子用瘦弱的双肩扛着您开具的大袋中药，穿过了多少个细雨霏霏的春夜，度过了多少个丹桂飘香的秋夜，当然也有酷暑难耐的夏夜和雪掩门槛的冬夜，这一切的苦难让她成为了最坚强的女人，而我用眼泪和微笑记住了她的美丽和你们医生的仁爱。"

后　记
POSTSCRIPT

　　"第九诊室"，一个不足15平方米的地方，这里弥漫着成功后的喜悦、喜悦后的忘形、忘形后的幸福、失败后的伤感、伤感后的无奈、无奈后的挣扎等等各种各样的情感氛围，上演着一幕幕人间感人的悲喜剧，流淌着开心的、伤心的各色泪水，这些如花的女性们，身上都流淌着一样鲜红和温暖的血液，与红彤彤的木棉花一样，洋溢着生命的灿烂与顽强。

　　涉及生育的疾病通常都比较复杂，从确诊到治疗再到痊愈，是一项需要时间与耐心的系统工程，有时还需要一点点运气，诊疗双方必须建立充分的沟通与信任，就像绣花，医患之间只有静下心来，好好琢磨病情，一起用心努力，才能绣出精彩的花纹和美丽的图案。只要有一方不能静下心来，那么何时才能实现愿望？

　　幸运的是，书里的主角们，阿梅、玉香、蓝妮、桦玲、菲菲、小静、晓霞、小星、小月、小茵、阿芳，以及其他没有在故事中出现名字的如花如画的女性们，历尽艰辛、心身疲惫的她们终获幸福。虽然我们彼此不再经常见面，偶然的相遇都只是会心地一笑，但逢年过节的一句问候，证明她们都正在快乐幸福地享受着天伦之乐。或许，随着岁月的流逝，曾经的苦难会被彻底遗忘，但是，她们在我面前流下的眼泪和绽开的开心的笑容，我将铭记一生，我也为自己能够为她们尽上自己的绵薄之力感到欣慰。

书中的助手亚丽，已经毕业留在笔者医院当了一名妇产科医生；琪琪，目前正属于研三阶段，将在 2014 年毕业。她们，将会继续为当好一名尽心尽责的妇产科大夫努力着。

而本人，也将继续带着新的美女助手们奋斗在第九诊室，和广大求诊的女性们一起努力，共同去创造生命的生机与奇迹。

在此衷心祝福天下女性，远离疾病，一生安康！